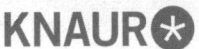

Über den Autor:

Sven Bramert arbeitet seit 13 Jahren in einem Altenpflegeheim der Caritas. Da er sich keinen schöneren Beruf vorstellen kann, ärgert er sich manchmal über das Image, das Altenheimen so anlastet. Denn was wirklich wichtig ist, zeigt er in seinen Anekdoten: Er sieht seine Schützlinge zuallererst als Menschen und erst danach als Alte, Kranke und Pflegebedürftige. Und deshalb ist es für Sven Bramert unerlässlich, mit ihnen zu lachen wie mit anderen Menschen eben auch.
http://altenheimblogger.wordpress.com

Sven Bramert

mit Sylvia Gredig

Ich habe den Führer rasiert

Skurriles aus dem Altenheim

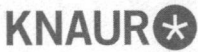

Besuchen Sie uns im Internet:
www.knaur.de

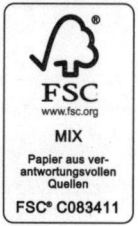

FSC
www.fsc.org
MIX
Papier aus ver-
antwortungsvollen
Quellen
FSC® C083411

Originalausgabe August 2014
Knaur Taschenbuch
© 2014 Knaur Taschenbuch
Ein Unternehmen der Droemerschen Verlagsanstalt
Th. Knaur Nachf. GmbH & Co. KG, München.
Alle Rechte vorbehalten. Das Werk darf – auch teilweise –
nur mit Genehmigung des Verlags wiedergegeben werden.
Redaktion: Katrin Krammer
Umschlaggestaltung: ZERO Werbeagentur, München
Umschlagabbildung: FinePic®, München
Satz: Adobe InDesign im Verlag
Druck und Bindung: CPI books GmbH, Leck
ISBN 978-3-426-78657-4

2 4 5 3 1

Inhaltsverzeichnis

1. Wundertüte Altenheim

Das Thema Altenheim ist für die meisten nicht gerade angenehm. Keiner möchte einmal dort hin, viele haben Angehörige im Altenheim, die sie eigentlich längst mal wieder besuchen sollten. Schlechtes Gewissen, gepaart mit Unbehagen und Lustlosigkeit.

Mir geht es anders.

Ich bin seit 13 Jahren Altenpfleger, und ich kann mir keinen schöneren Beruf vorstellen. Er ist abwechslungsreich und mitunter auch höchst amüsant.

Sie glauben mir nicht?

Hey, ich nehme Sie einfach mal mit ins Haus Brunhilde, meinen langjährigen Arbeitsplatz in einer kleinen norddeutschen Stadt. Auf die Station für Langzeitpflege, auf der ich arbeite – hier finden pflegebedürftige Menschen ihr meist letztes Zuhause. Und ich verspreche Ihnen, von Staunen über Schmunzeln bis Brüllen vor Lachen ist alles drin. Denn unsere Bewohner sind immer für eine Überraschung gut. Da komme sogar ich selbst schon mal ins Grübeln: Wenn ich böse beschimpft werde, weil ich das Bett frisch beziehe. Oder wenn ich wieder einmal Kaiserin Sissi den Löffel zum Mund führe. Oder wenn ich selbst für einen ganz bekannten Schauspieler gehalten werde – aber: Wie hieß er nur gleich? Oh nein, ich soll ihn selbst spielen? In welchem Jahrhundert? Und bitte, wo bin ich hier denn überhaupt?

Auf einem der Flure unserer Station, die zum Speisesaal führen, kam mir einmal Bernd Bruder entgegengeschlurft. Er schien etwas in der Hand zu transportieren und war sehr bemüht, es nicht fallen zu lassen. Ich konnte aber in der hohlen Hand nichts erkennen.

Da raunte er verschwörerisch:

»Ah, hier, für dich, Sven!«, und reichte mir etwas Unsichtbares rüber.

»Ooooooh, danke«, sagte ich höflich und nahm den imaginären Gegenstand ebenfalls in die hohle Hand.

»Schenke ich dir«, sagte Bernd noch und nickte mir gönnerhaft zu. Große Erleichterung, dieses Nichts selbst losgeworden zu sein, schwang anscheinend auch mit.

»Schön, das ist ja nett.« Ich nickte und wollte schon weiter.

»Ja, sehr gut. Kann man mittags gut gebrauchen«, sagte er.

Aha, wahrscheinlich etwas zu essen.

Ich hob die hohle Hand zum Mund und tat so, als würde ich mir das imaginäre Geschenk in den Mund stecken, kaute ein paar Mal überdeutlich und gab vor, es runterzuschlucken.

Bernd schaute mich an, als ob ich sie nicht mehr alle hätte.

»Was ist?«, fragte ich.

»Das waren STAHLNÄGEL, Mensch!«

»Ja und?«, raunzte ich. »Macht mir nichts aus.«

Bernd blickte mich voller Respekt an, wich sogar einen Schritt zurück.

»Du bist mir einer, Sven!«, sagte er, bevor er weiter-schlurfte.

Später hatte er angeblich noch eine Schnur in der Hand, davon wollte er mir aber nicht mal ein winziges Stückchen abgeben.

Hätten Sie gedacht, dass man als Altenpfleger als Pantomime oder gar in einer Fakirnummer geübt sein muss?

Bernd Bruder, im früheren Leben selbständiger Tischler, ist heute dement, aber immer noch ganz mit seinem Beruf verbunden. Durch ihn komme ich an so manchen phantasierten Zweitjob: In der Pause mal eben eine Ladung Holz vom Lkw abladen oder nach der Arbeit noch die Werkstatt fegen. Für anspruchsvollere Tätigkeiten werde ich jedoch nie eingesetzt. Keine Ahnung, woran das liegt.

Als ich einmal in Bernds Zimmer kam, um nach dem Rechten zu schauen, saß der schwere alte Mann auf dem Sofa und versuchte gerade aufzustehen, fiel aber immer wieder zurück ins Polster.

»Bernd, was ist los?«, fragte ich verwundert. So was kannte ich gar nicht von ihm.

»Ach, ich komm nicht hoch«, klagte er.

»Warte, ich helfe dir«, sagte ich und stand schon vor ihm.

»NEIN! Vorsichtig!«

»Wieso? Ich will dir nur helfen.«

»Mensch, Sven, ich bin komplett aus Glas.«

»Wie aus Glas? Hast du Glasknochen?«, fragte ich überrascht.

»Ach, Quatsch. Komplett aus Glas bin ich.«

»Pfandglas oder Einweg?«

»MENSCH, HÖR AUF MIT DEINEN SCHERZEN, ICH ZERSPLITTERE!«, brüllte er, stand dann aber doch noch mit meiner Hilfe und wundersamerweise ohne Glasbruch auf.

Bei den meisten Bewohnern kann man sich eben nicht sicher sein, auf welchem Fuß man sie erwischt, auch wenn man ihnen gleichbleibend freundlich begegnet. Elisabeth Teuber ist in dieser Hinsicht eine begnadete Überraschungskünstlerin.

»Leben deine Eltern noch?«, fragte sie vor einiger Zeit interessiert.

»Ja«, gab ich bereitwillig Auskunft.

»Dann nimm dir aus meinem Schrank das blaue Kleid und schenk es deinem Vater, er wird sich freuen.« Elisabeth nickte mir lächelnd zu.

»Oh«, sagte ich und war wirklich erstaunt. »Dass er so etwas trägt, wusste ich gar nicht.«

»Da kennste den aber schlecht, der wird es schon leiden mögen«, erklärte sie.

»Na, wenn du meinst, Elisabeth … Ich hole es mir dann kurz vor Feierabend.« Bis dahin würde sie es sicher vergessen haben.

»Danke schon mal!«

Nur fünf Tage später zischte Elisabeth mich an:

»Haste 'n Auto?«

»Ja, hab ich.«

»Aha, dann warst du derjenige, der mich zweimal angefahren hat!«

»Nee, das war ich nicht«, setzte ich mich zur Wehr.

»Deine Lügen bringen dich auch nicht weiter, du kleiner Zigeuner!«, legte sie noch mal nach.

Mein Strafregister würde bestimmt für eine lebenslängliche Haft reichen, wenn ich all das getan hätte, was mir die lieben Alten auf der Station so nachsagen.

Als ich etwa am selben Abend bei Hedwig Gerlach ins Zimmer schaute – eine tagsüber eher ruhige alte Dame, die jedoch abends und nachts schon mal aktiver wird –, sah ich, dass sie ohne ihr Kopfkissen im Bett lag. Selbiges lugte zwischen Wand und Bett hervor.

»Na, soll ich mal?«, fragte ich und deutete in Richtung Kissen, löste mit dem Fuß gleichzeitig schon die Bremsen der Rollen, um das Bett ein wenig von der Wand zu ziehen.

Hedwig schaute mehr als misstrauisch.

»Herr Sven, das können Sie doch nicht machen!«

»Klar doch, geht ratzfatz, Frau Gerlach«, antwortete ich.

»Oh Gott! Was sind Sie nur für ein Mensch! Ich lebe doch noch. Und Sie wollen mich ins Leichenschauhaus bringen!«, rief sie.

Hmm … Ob ihr leichtes Hörproblem da für Missverständnisse sorgte?

»Ich will Ihnen bloß das Kopfkissen aufheben«, sagte ich und angelte mir den lasch gefüllten weißen Stoff.

»Um mich zu ersticken. Ich kenne Sie ganz genau!«, sagte sie. Und machte sehr große Augen, als ich ihr das Corpus Delicti lediglich unter den Kopf schob.

Mir eine gute Nacht wünschen wollte Frau Gerlach dann aber trotzdem nicht.

Sicher haben Sie es schon gemerkt: Ich lege bei der Arbeit Wert auf einen möglichst lockeren Umgangston. Ich denke mir, trostlos ist das Leben von allein, wenn man sich mit einer künstlichen Hüfte, halb taub und inkontinent am Rollator durch den Mikrokosmos Altenheim schiebt. Dafür brauchen mich meine Alten wirklich nicht. Aber wird es einem gedankt, wenn man ein wenig Heiterkeit versprüht? Nicht immer, wie wir gleich sehen werden …

Es war 12.50 Uhr, ich hatte Spätschicht und war auch noch spät dran. Eilig betrat ich mit nasser Hose das Altenheim. Warum ich eine nasse Hose anhatte, ist schnell erklärt. Meinte ich zumindest, bis mich Georg Weber und Rita Paulsen im Eingangsbereich von der Seite anquatschten:

»Na, Meister Sven, was haste denn mit deiner Hose gemacht?«

Georg in seinem Rollstuhl grinste dämlich, nicht unfreiwillig dämlich, sondern absichtsvoll dämlich.

»Ach, hab das Fenster vom Auto offen gelassen, der ganze Sitz war nass und nun die Hose«, sagte ich und wollte schnell weiter in die Umkleide.

»Ach so, bis auf die Unterhose, oder was?«, hakte Rita nach. Sie lehnte sich vergnügt im Sessel zurück, hier unten in der Lobby gab es anscheinend die besten Plätze, wenn man Unterhaltung sucht. Aber für einen langen Plausch hatte ich heute leider keine Zeit.

»Ja«, antwortete ich.

»Ach, der Sven will die Wahrheit nicht sagen«, krähte Rita.

»Meinste, der hat sich mal wieder eingenässt?« Georg grinste echt schäbig.

»Klar, Sven will das aber nicht erzählen, das ist ihm peinlich.« Rita grinste auch.

»Ist das so, Sven? Haste Pipi in der Hose? Ist nicht schlimm. Kann doch jedem mal passieren.«

Okay, okay. Ich spielte mit.

»Ja, ja, ihr habt mich erwischt, ich bin inkontinent, hab's einfach laufen lassen«, sagte ich im Weitergehen.

»Ach Sven, mach dir nichts draus, bist ja im Altenheim«, rief Rita.

»Genau, bist hier in bester Gesellschaft. Hehehe …«

Die beiden hatten Spaß.

»Ich gehe mich mal lieber umziehen, rede ungern vor dem Dienst mit den Bewohnern, die an Alzheimer erkrankt sind.«

»Pass bloß auf, du kriegst gleich Alzheimer!«, drohte Rita.

»Haben *wir* oder hast *du* die Hose nass?« Georg klang auch kampfeslustig.

»Ich hau hier ab, bis später«, verkündete ich.

»Trocken bleiben!«, schallte es mir hinterher.

Ungezogene Bande!

Obwohl sie mich tagtäglich sehen, bin ich oft ein Fremder für die Bewohner, manchmal sogar ein vermeintlicher Mörder. Hin und wieder bekomme ich aber auch schon mal eine Nettigkeit gesagt. In welche Kategorie wohl allerdings folgende historisch wie moralisch nicht ganz einwandfreie Verwechslung gehört? Beleidigung oder Kompliment?

Erwin Kroll kann sich nicht allein rasieren, also verteilte ich mal wieder den Rasierschaum in seinem Gesicht, um loszulegen. Plötzlich sah er mich verblüfft an.

»Biste der Metzger?!?«

Hm. Ich rasiere gar nicht mit Messer, sondern mit einem ganz normalen Nassrasierer, aber bitte.

»Wenn du möchtest, ja.«

»Höhö, nee.«

Dann mal los ...

Aber wieder blickte er mich so merkwürdig an.

»Was schauste so, Erwin?«

»Ich fühle mich geehrt.«

»Kannste auch, weil ich dich rasiere.«

»Nee, nee, du hast doch auch den Führer mal rasiert!«

Schluck.

»Den Adolf?«

»Ja, ja, sicher doch, er war begeistert von dir. Sauber die Haare entfernt.«

»Ach so, na dann.«

Na super! Jetzt war ich also für den akkurat getrimmten Oberlippenbart des Führers verantwortlich. Ich hab's ja schon immer gesagt – als Altenpfleger trägt man wirklich viel Verantwortung!

Erwin Kroll hat es generell mit Hierarchien. Einmal fragte er mich:

»Du sach ma, biste eigentlich Meister?«

Er hatte es sich gerade am Fenster einer der Sitzecken in unserem breiten Stationsflur bequem gemacht.

»Ja, ich bin der Obermeister hier.«

»Oh, na ja ... nicht schlecht«, sagte er bewundernd.

»Nein, ich habe drei Jahre gelernt, und dann war ich mit der Ausbildung fertig«, korrigierte ich mich.

»Ach so. Ja, ich mache mir ab und an Gedanken, wie das alles hier funktioniert.«

»Kann ich verstehen«, antwortete ich.

»So, drei Jahre gelernt. Und wo arbeitest du dann?«

»Na hier, Erwin. Bin doch fast jeden Tag hier, noch nicht aufgefallen?«

»HIER? Das ist doch keine Arbeit. Du musst doch irgendwo arbeiten, einen festen Job haben!«

Hmmm, hat er eigentlich recht.

»Ja, also, ich bin hier nur in meiner Freizeit und arbeite nebenan in dem großen Gebäude als Meister.«

»Das hört sich schon vernünftiger an!« Erwin nickte zufrieden und schaute aus dem Fenster zum Krankenhaus hinüber.

Als ich weiterging, rief er mich noch mal zurück.

»Du, da in der Ecke, ist das nicht … Nein, das kann ja nicht sein!« Sein Blick wanderte zur Sesselecke am anderen Ende des Flurs.

»Sitzt da hinten nicht Helmut Schmidt?«, fragte er.

»Äh … da sitzt aber eine Frau, Erwin.«

»Ja, ja, ich weiß.«

Ich traute mich nicht, nach den Details dieser Assoziation zu fragen …

Jetzt könnte man auf die Frage kommen, wie es sich wohl in so einem Nobelheim für Promis wie den Altbundeskanzler leben oder wahlweise arbeiten lässt? Ich weiß es auch nicht. Vermutlich besteht dort aber strengste Schweigepflicht, was für dieses Buch eher kontraproduktiv wäre. Denn dann könnte ich gar nicht von den phantasievollen alten Leutchen erzählen, die meinen Arbeitsplatz von einer Sekunde auf die andere an – mal mehr, mal weniger – traumhafte Orte verlegen. Und dabei fängt es oft ganz belanglos an …

»Sven, kommt meine Tochter heute?«, fragte mich Max Wilke, der beinahe jeden Mittwoch und Sonntag Besuch von seiner Tochter bekommt.

»Ja, ich glaube schon.«

Die Tochter ruft sogar an, wenn sie mal nicht kommen kann.

»Du, die will mich doch nicht in ein Altenheim stecken, oder?«

»Neeee, wie kommste denn darauf?«

»Ha, weiß nicht, hab da so ein komisches Gefühl. Hier sind ja auch so viele alte Pflaumen.«

»Nee, nee, so ist deine Tochter ja nicht drauf«, beschwichtigte ich Max.

»Stimmt. Du, wann legt denn das Schiff wieder ab?«

»Welches Schiff?«

»Mann, Sven, bist du verwirrt? Wir sind doch hier auf einem Schiff!«

»Ach so, Max. Ja, dieses Schiff … in einer Stunde geht's los.«

»Prima!«

Max Wilke ist an Alzheimer erkrankt. Oft denkt er nicht, er sei auf einem Schiff, sondern in einer Rehaklinik, und dass er bald wieder nach Hause komme. Manchmal, also ungefähr um die hundertfünfzig Mal am Tag, fragt er mich oder meine Kolleginnen, wann er denn endlich abgeholt wird.

Viele antworten ihm dann:

»Sie wohnen doch hier, ich zeige Ihnen Ihr Zimmer, Herr Wilke.« – »Komm, Max, du bist doch schon seit einem guten halben Jahr bei uns. Dein Zuhause ist jetzt hier.«

Daraufhin beschwert er sich:

»Wer hat das angeleiert?«

Wenn ihm dann gesagt wird, dass die Tochter ihn herge-
bracht hat, ärgert er sich.

»Das war bestimmt mein Schwiegersohn, der ist so dominant und will immer alles bestimmen. Wenn die hier vorbei-
kommen, oh nee, dann ist was los.«

Und danach gibt er keine Ruhe mehr:

»Wo ist mein Geld?« – »Wer bezahlt das hier?« – »Ich
will sofort meine Tochter anrufen!« Er redet sich dann total
in Rage.

Ich verfolge mittlerweile eine andere Taktik und antworte
einfach:

»Du, Max, übermorgen geht's nach Hause!«

»Ja?«, fragte er dann erstaunt.

»Sicher! Alles mit deiner Tochter abgeklärt!«

»Und das ist zu hundert Prozent sicher?«

»Zu tausend!«

»Du hilfst mir dann packen und sagst mir das noch einmal, ja?«

»Aber natürlich, Max.«

Danach ist er beruhigt, und man kann sich mit ihm ganz
nett über dies und das unterhalten oder ihm eine Zeitung
bringen.

Meine Kolleginnen finden das nicht so gut.

»Du kannst ihm doch nicht solche Lügen erzählen. Was
ist, wenn er sich übermorgen daran erinnert und dann vor
der Tür steht? Das kannste nicht machen!«

Und ob ich das machen kann! Er wird sich das bis übermorgen nicht merken, auf keinen Fall, dafür ist er für den
Moment erst mal beruhigt.

Warum soll ich Max oder einem anderen Bewohner den Tag vermiesen? Und das im Zehn-Minuten-Takt?

Doch nicht nur bei unseren Bewohnern oder uns Pflegerinnen und Pflegern regt sich die Phantasie, wenn es um den Ort unseres Zusammenseins geht. Auch Besucher können geistig ganz schön kreativ sein.

Etwa dieser junge Mann, der mir einmal am Ende meiner Frühschicht vor dem Haupteingang unseres Altenheims in die Arme lief. Der sagte ohne großes Hallo:

»Ich suche den Kevin Meier! Der liegt hier.«

»Kevin? Mmmh, glaube ich nicht.«

»Doch, seit Samstag.«

»Aber das hört sich schon vom Vornamen her nach einer jüngeren Person an. Dies hier ist ein Altenheim.«

»WAS? ALTENHEIM? Oh Gott! Ach so. Puh.«

»Du willst bestimmt ins Krankenhaus, das ist direkt gegenüber.« Ich zeigte auf das große Gebäude.

»Hmm … Ja, eigentlich schon. Im Altenheim bin ich hier also. Hmm …«

»Ja, ist doch gar nicht so schlimm, oder?«

»Nee, ich muss dann immer an den einen Film denken, ach, wie war der Titel noch? Ach ja, *Einer flog über das Kuckucksnest!*«

»Das war aber kein Altenheim, da spielt Jack Nicholson einen angeblich Verrückten in einer Nervenheilanstalt.«

»Ja?«

»Ja sicher!«

»Ach so. Na gut. Vielen Dank für die Infos! Ich will dann mal los …«

»Bitte, gern.«

UND JETZT ZIEH LEINE! *Dann kann ich endlich die Station abschließen, die Tabletten und Tropfen nach eigenem Rezept mixen und den Bewohnern in den Rachen stopfen. Andere nette Schikanen habe ich mir auch schon ausgedacht! Wo ist mein Gummiknüppel? Herrlich!* MUHAHAHAHAHA!

2. Allein unter Frauen

**»Du wärst ein ganz netter Pfleger,
wenn du mich nicht jeden Tag wecken würdest.«**

Viele Leute fragen mich, warum ich Altenpfleger geworden bin. Das sei doch so ein typischer Frauenberuf – schlecht bezahlt, Schichtdienst, sich den ganzen Tag um alte Menschen kümmern, die entweder an Alzheimer, Inkontinenz, Lebensverdruss oder an allem zugleich leiden. Aber da gibt es in meinem Fall keine große Enthüllungsstory. Tut mir leid. Richtig, der Job ist unterbezahlt. Aber ich bin weit davon entfernt, völlig selbstlos zu leben, habe gleichaltrige Freunde und sogar eine Freundin. Tatsächlich gibt es Leute, die denken, dass man als männlicher Altenpfleger sozialgestört oder zumindest schwul sein muss. Nichts gegen Homosexuelle, aber das ist wirklich kein Einstellungskriterium.

Ich bin im Pflegebereich hängengeblieben, nach dem Zivildienst, den man bis vor wenigen Jahren noch als Ersatz für den Wehrdienst machen musste. Damals habe ich Kinder an einer Schule für körperlich und geistig Behinderte betreut. Ich hatte aber schon vorher keine Vorbehalte gegen Menschen, die zum Leben die Hilfe anderer benötigen. Alte Menschen zu pflegen ist weder eklig noch ruhmreich. Es ist eine notwendige und sinnvolle Arbeit, die mir meistens auch richtig Spaß macht. Als 17-Jähriger mit der Frage im Kopf, was ich denn nun werden wollte, waren aber noch ganz andere Dinge entscheidend. Mich zog es nie in die Großstadt oder weit weg von zu Hause. Ich wollte irgendwann ausziehen, klar, aber ich hatte keine Nestfluchtgedanken. In dieser Hinsicht müssen meine Eltern irgendetwas falsch gemacht haben, sie waren womöglich zu tolerant und umgänglich. Es lebte sich gut mit ihnen, und auch heute noch besuche ich sie gern und schau vor dem Spätdienst auch schon mal spontan auf einen Kaffee bei ihnen vorbei.

Als ich damals von der Altenpflegeschule in unserer Nachbarstadt hörte, war mein Entschluss schnell gefasst. Diese Lösung war nicht nur praktisch, sondern auch kostengünstig: Ich gründete mit drei anderen Altenpflegeschülern – *Altenpflegeschülerinnen* versteht sich – eine Fahrgemeinschaft. Hatte keine Mietkosten, bekam mein Essen bei Muttern und hätte danach sogar noch das Fachabi erworben. Alles in allem ein guter Deal.

»Und die Schichtdienste?«, möchten Sie jetzt sicher nachhaken.

Die empfinde ich persönlich nicht als Problem, sehe das sogar eher als Vorteil. Auch meine Freundin Alexandra, mit der ich seit sechs Jahren zusammenlebe, ist examinierte Altenpflegerin. Und seit wir unseren Vierbeiner Fred haben, eine junge Französische Bulldogge – das ist so ein kleines Kraftpaket mit Fledermausohren –, wissen wir unsere Schichtdienste noch mehr zu schätzen. So muss Fred nur ab und an zu den Schwiegereltern, wenn wir mal parallel Früh- oder Spätschicht haben. Nachteil des Schichtdienstes ist natürlich, dass Alexandra und ich höchstens ein- bis zweimal im Monat ein freies Wochenende haben. Dafür entschädigen die gemeinsamen freien Wochentage, die es immer mal wieder gibt.

Okay, das Aufstehen zur Frühschicht um halb fünf ist

nicht jedermanns Sache. Da muss man sich schon raushieven aus den Federn. Beim Spätdienst gibt es zum Ausgleich dann ein richtig gemütliches Frühstück. Und vielleicht ist das auch der eigentliche Grund, warum mir das Arbeiten in wechselnder Schicht gefällt: Der Alltagstrott, das Immergleiche wird aufgemischt, und egal welchen Dienst man hat, es bleibt immer noch knapp die Hälfte des Tages zur eigenen Gestaltung. Jeden Tag von acht bis fünf in einem Büro zu hocken, das wäre tödlich für mich.

Schon in der Ausbildung konnte ich erleben, was es heißt, hauptsächlich mit Frauen zusammenzuarbeiten. Dieser Frauenüberschuss macht den Beruf des Altenpflegers jedoch nicht zum Traumberuf, zumindest für mich nicht. Sorry, aber die Weiber können auch ganz schön nerven. Der einzige examinierte Kollege, den ich je hatte, arbeitete einen Stock tiefer und ist vor zwei Jahren in Rente gegangen. Dabei würde ich mir mehr Männer auf der Station wünschen. Ja – Männer, denn die zahlreichen männlichen Praktikanten und Schüler sind noch mal eine ganz eigene Spezies. Dazu aber an anderer Stelle mehr. Ich wünsche mir Verstärkung schon deshalb, um den zweifelsohne genetisch bedingten Eigenheiten der weiblichen Mitarbeiter erfolgreicher etwas entgegensetzen zu können.

Typisch für meine Kolleginnen sind zum Beispiel der pünktlich im Rhythmus der Jahreszeiten ausbrechende Dekowahn, zwanghaftes Putzen durch alle Jahreszeiten hindurch und ein übersteigertes Stilempfinden, was die Kleidung der Bewohnerinnen betrifft. Das hört sich dann zum Beispiel so an: »Aber Sven, du kannst doch Frau Teuber heute nicht den gelben Pullover anziehen, heute ist Sonntag! Hier, die rosa Bluse mit den Rüschen ist doch so schön!«

Vor allem eine Kollegin hat so Sätze immer wieder drauf, aber dazu später noch mal mehr.

Ganz schlimm sind besonders die Tage, an denen die Frauen das Heim mit neuem Dekomaterial fluten. Helga, eine sonst eigentlich toughe Endvierzigerin, karrt das Zeug im Frühherbst tütenweise heran und guckt dabei ganz verklärt. Wie wild verhalten sich dann die Kolleginnen, wenn sie sich über Nüsschen, Schleifchen, Herbstlaub und Dekopilze hermachen: »Ui, wie schöööööön.« – »Tooooll, hast du die Kastanien alle aus deinem Garten mitgebracht, Helga?« – »Ich schmücke den Speisesaal!« – »Nein, ich.« – »Nein, ich!«

Manchmal hab ich Angst, dass die sich wegen des ganzen Kitsches im Übermut noch an die Gurgel gehen. Oder sich jemand daran verschluckt. Wie oft in der kalten Jahreszeit irrtümlich angebissene Kunststoffäpfelchen oder Zierkürbisse mit Nagespuren auf den Tischen liegen, das möchten Sie gar nicht wissen. Wir können es den Bewohnern noch so oft erklären, aber dieses Deko-Obst sieht anscheinend einfach zu verlockend aus. Dabei landet das meiste dann früher oder später immer in den Handtaschen von Elisabeth Teuber und Luzie Baumeister. Folge des Pflegerinnen-Dekowahns ist bei diesen dementen Bewohnerinnen eine regelrechte Sammelwut. Da kriegt man schon mal Angst, dass die Nähte ihrer Lederhandtaschen platzen und einem die Nüsse, Kastanien und Kleinkürbisse um die Ohren fliegen. Ich ducke mich dann vorsichtshalber weg und erledige die Arbeiten, die liegen geblieben sind, weil das weibliche Personal nur noch Augen und Hände fürs

Schmücken hat. Auch wenn es mit Sicherheit billiger wäre, eine eigns dafür zuständige Dekorateurin einzustellen.

Nun denken Sie vielleicht, ach, so ein Altenpfleger in weißer Robe, der strahlt sicher jede Menge Autorität aus, dem müssen sämtliche Frauen doch einfach nur zu Füßen liegen. Weit gefehlt. Ober besser gesagt: Gut getroffen!

Was hab ich nicht schon alles an den Kopf geworfen bekommen, unschöne Worte, klar. Aber auch Teller, Tassen, eine Kerze, Garderobe – ja, auch Damenunterwäsche in Größe 52 – und einen Gehstock. Der oberen Zahnprothese von Luzie Baumeister konnte ich aber geschickt ausweichen. Sie wirft die Dritten eigentlich auch nicht, sondern versteckt sie lieber. Doch an diesem Tag war eine Dusche nötig, und die mag sie gar nicht.

Luzie, 86, und ich duzen uns schon lange, sie ist bereits seit vier Jahren auf unserer Station. Sie sitzt im Rollstuhl und ist seit ein paar Monaten leider sehr durcheinander, weshalb ihr auch Namen meist nicht mehr einfallen.

»MARIA! MARIA! MAAARIIIAAAAA!«, rief sie vor kurzem über die Station, als ich Dienst hatte.

»Hey Luzie, warum so laut?«

»Ich suche Maria, die MAAAAAAAARIAAAAAAAAAAA suche ich!«

»Ja, das habe ich verstanden, nur gibt es hier keine Maria.«

»Doch, ihr alle werdet jetzt Maria genannt, ich kann mir keine anderen Namen merken. MAAAARIIIAAAAA!«

Erst als ich ihr einen Kaffee und etwas Gebäck hinstellte, herrschte wieder Ruhe. Später erzählte mir eine ihrer drei Töchter, dass Luzies jüngste Schwester, die im Kleinkindalter an Tuberkulose verstorben war, Maria geheißen habe.

Wenn Luzie nicht gerade sehr durcheinander ist oder unter die Dusche soll, dann ist sie allen freundlich zugewandt und macht anderen auch gern Komplimente. Hat sie mal etwas auszusetzen, was aber selten der Fall ist, dann formuliert sie es mit Bedacht. So schaute sie mich eines Morgens mit ihren großen braunen Augen unter den verwuschelten weißen Locken an und meinte:

»Du wärst ein ganz netter Pfleger, wenn du mich nicht jeden Tag wecken würdest.« Müde schlug sie die Lider für einen Moment noch mal zu.

»Du bist auch zu sehr darauf fixiert, mir die Kleider auszuziehen. Daran musst du noch arbeiten, Sven«, ermahnte sie mich dann noch freundlich.

Zum Schmunzeln sind aber nicht alle Sprüche, die man als männlicher Pfleger zu hören bekommt. Meine Kolleginnen etwa wurden noch nie gefragt, ob sie nicht mal etwas Richtiges lernen wollen. Regelmäßig bekomme ich zu spüren, dass ich in meiner Berufung nicht ernst genommen werde. Dagegen hilft nur ein möglichst gesundes Selbstbewusstsein. Denn nicht nur Bewohner mit Demenz verwundert meine Anwesenheit im Schwesternzimmer. Kürzlich rief eine Apothekenhelferin an. Ich meldete mich am Stationsapparat wie üblich mit:

»Altenheim Haus Brunhilde, Pfleger Sven.«

»Hallo, Apotheke Am Feld hier, ich rufe wegen einer Medikamentenbestellung an.«

»Okay. Was gibt's?«

»Können *Sie* mir denn weiterhelfen?«

»Wenn Sie mir sagen, was Sie möchten.«

»Ach, geben Sie mir doch mal eine Schwester!«

»Ich bin eine Schwester, quasi eine männliche. Hab mich doch mit Pfleger Sven gemeldet.«

»Aha.«

»Also, was kann ich denn nun tun?« So langsam wurde ich ungeduldig.

»Es wurde für Frau Käthe Meier L-Thyrox 50 Milligramm bestellt.«

»Genau, ich habe die Tabletten bestellt.«

Frau Meier leidet nämlich an einer Schilddrüsenunterfunktion und wird deshalb regelmäßig von ihrem Hausarzt Dr. Kötter untersucht.

»Jaaa, aber ich habe in meinen Akten Folgendes stehen: Frau Meier soll L-Thyrox 25 Milligramm erhalten, morgens eine Tablette.«

»Stimmt, das wurde auch so von Dr. Kötter verordnet.«

»Und warum bestellen Sie 50, wenn sie 25 Milligramm bekommen soll?«

»Hat der Arzt so bestimmt.«

»Junger Mann, warum soll die Dame morgens 25 Milligramm bekommen, und dann bestellen Sie aber 50 Milligramm?«

Oh Mann, das war ein typischer Fall von Vorurteilen gegenüber männlichem Pflegepersonal, gepaart mit einer üblen Rechenschwäche. Aber gut, immer höflich bleiben.

»Gnädige Dame, kennen Sie die Hälfte von 50?«

»Wie bitte?«

»Die Hälfte von 50!«

»25.«

»Genau. Schön. Wenn ich nun die 50-Milligramm-Tablette teile, was habe ich dann für eine Stärke?«

»… 25 Milligramm …«

»Richtig. Wunderbar.«

»Ach so, dann hat der Arzt das wohl wirklich so verordnet! Die stärkere Dosis, und Sie sollen die Tablette dann teilen. Okay, wenn er das so gesagt hat.«

»Genau. Sehen Sie, man lernt nie aus.«

Ich könnte noch zig Storys erzählen, die zeigen, dass der Frauenüberschuss in meiner Berufssparte immer mal wieder für Unmut bei mir sorgt. Sicher würde man in keiner Firma, in der mindestens so viele Männer wie Frauen arbeiten, ein Betriebsfest ausgerechnet auf den Abend legen, an dem ein sehr wichtiges Fußballspiel übertragen wird. Da hört meine Kollegialität dann auch auf, da guck ich dann lieber am heimischen Fernseher Fußball, statt mit unserer hauseigenen Mannschaft an Altenpflegerinnen nett essen zu gehen.

Manchmal ist es aber auch ein Vorteil für mich, allein unter Frauen zu sein. Ich meine jetzt nicht die wenigen Fälle, bei denen Bewohnerinnen ausdrücklich nur von weiblichen Mitarbeitern gewaschen werden möchten. Da verteilt sich die Arbeit trotzdem gleichmäßig. Aber hin und wieder ist es günstig, ein Mann zu sein und für eine Aufgabe nicht in Frage zu kommen.

So klingelte Frau Schlesig eines Nachmittags von ihrem Toilettenraum aus Sturm. Gisela Schlesig ist mit ihren 79 Jahren eine der jüngeren Bewohnerinnen. Die körperlich und geistig fitte Dame legt viel Wert auf Sauberkeit, später Ordnung – sie hat früher viele Jahre als Haushälterin, später dann als Reinigungskraft gearbeitet, blieb unverheiratet und hat einen unehelichen Sohn. Frau Schlesig kommt noch weitgehend selbständig zurecht und putzt ihr Zimmer fast ohne Hilfe. Umso seltener hört man ein Klingeln von ihr.

»Ui, holen Sie doch mal eins von den Mädchen, Sven!«, drang ihre Stimme dumpf aus dem Toilettenraum. »Ich hab da ein Problem.«

Nur Jennifer ist gerade abkömmlich. Sie ist von der ortsansässigen Realschule zu einem Praktikum bei uns verdonnert worden. Leider kommen nur die wenigsten Schüler auf eigenen Wunsch zum Arbeiten ins Altenheim.

»Du, Jenny, geh doch bitte mal zu Frau Schlesig rein, Zimmer 14. Die ist auf der Toilette und braucht Hilfe.«

Die Schülerin nickte. Ihre Mundwinkel verrieten großen Widerwillen.

30 Sekunden später kam sie mit hochrotem Kopf wieder aus dem Zimmer heraus. Jetzt verrieten ihre Mundwinkel großen Ekel.

»Oller Scheich, die hat das ganze Bad vollgeschissen!«

»Frau Schlesig? Das passt gar nicht zu ihr«, wunderte ich mich laut.

»Ist aber so. Boah! Voll schlimm.«

»Na, hol dir einen Mund- und Nasenschutz, Einweghandschuhe und Putzzeug und dann durch. Du schaffst das schon. Hoffentlich ist es kein ansteckender Darminfekt …«

»Also, och, Sven, das musst du jetzt nicht auch noch sagen«, jammerte Jenny, eilte dann aber brav Richtung Hygieneraum.

Ich ging derweil wieder zurück ins Büro, um den leidigen Papierkram für diesen Tag zu erledigen. Als Stellvertreter der Stationsleitung ist es meine Aufgabe, sowohl die Bewohner als auch die Akten zu pflegen, was der Heimleitung und dem Medizinischen Dienst der Krankenversicherung aber leider sehr wichtig ist. Nach einer Weile sah ich durch die offene Tür Frau Schlesig über den Flur schleichen.

»Hallo, Frau Schlesig, alles wieder in Ordnung?«, erkundigte ich mich.

Außer einer leichten Schamesröte im Gesicht machte sie einen gesunden Eindruck auf mich.

»Sven, können Sie das für mich entsorgen?«, fragte sie und drückte mir ein Päckchen Altpapier in die Hand.

»Klar, erledige ich.«

Als ich die alten Werbeheftchen und Blätter in die Tonne werfen wollte, rutschte mir eine Verpackung zwischen dem Papier heraus und fiel zu Boden. In geschwungenen Lettern stand *Trockenpflaumen* auf der leeren 700-Gramm-Schachtel. Hatte die der Sohn nicht erst heute Morgen mitgebracht? Da bestand Klärungsbedarf.

Gisela Schlesig war schon zurück in ihrem Zimmer.

Ich klopfte und streckte nach ihrem »Herein!« den Kopf durch die Tür.

»Haben Sie die Pflaumen denn alle allein gegessen, Frau Schlesig?«

»Ja, so zwischendurch immer mal wieder eine.«

»Bis die Packung leer war?«

»Richtig, Sven.«

Kein Wunder, wenn der Stuhlgang dann ein wenig weich wird!

Frau Schlesig brauchte an diesem Tag noch ein paar Mal die Hilfe einer meiner Kolleginnen. Und da war ich wirklich nicht neidisch. Generell gilt aber: Auch solche Arbeiten gehören nun mal zu unserem Job dazu.

Allein unter 24 Frauen sind auch die fünf männlichen Bewohner, die wir zurzeit auf unserer Station haben, was in meinem bisherigen Arbeitsleben eine Rekordzahl darstellt. In den letzten zehn Jahren hatten wir manchmal monatelang gar keinen Mann zur Langzeitpflege.

Dass Frauen eine höhere Lebenserwartung als Männer haben, ist ja allgemein bekannt. Pflegebedürftige Männer werden meist von ihren Ehefrauen versorgt. Pflegebedürftige Frauen hingegen sind dann oft schon verwitwet und müssen anderweitig Hilfe in Anspruch nehmen.

Nach der offiziellen Pflegestatistik aus dem Jahr 2011 waren 75 Prozent der Pflegebedürftigen weiblich. Dieses ungleiche Frauen-Männer-Verhältnis spiegelt sich auch im Haus Brunhilde wider: Überall Frauen, wohin man nur schaut …

Vielleicht war das auch der Grund für Max Wilkes kleine Sprachstörung letztens – und gar nicht seine Alzheimer-Erkrankung. Betroffene haben mitunter starke Wortfindungsstörungen und verwenden dann auch schon mal unpassende Wörter, wenn ihnen die richtigen partout nicht in den Sinn kommen wollen.

Ich sprach ihn vormittags im Vorübergehen an, als er in einem Sessel in der Lobby saß und in einer Zeitschrift blätterte. Kurz zuvor war ein Trüppchen Damen, teilweise mit Rollatoren oder im Rollstuhl, an ihm vorbei zum wöchentlichen Handarbeitskreis gezogen.

»Na, gibt's Neuigkeiten, Max?«, fragte ich.

Er blätterte weiter zu einer doppelseitigen Fotoaufnahme eines Strandes.

»Ja, hier, eine fliegende Möse!«

Er zeigte auf eine Möwe im Bild.

»Na, eine fliegende Möse sieht aber anders aus, Max!«

»Mensch, wie komme ich auf Möse? Möse ist ja was anderes«, sagte er.

»Hilf mir mal, was war noch mal eine Möse?«, fragte ich unschuldig.

»Na ja, was du da unten hast!«

Er zeigte auf meine Hose.

»ICH? ICH? Ich habe eine Möse? Erzähl mir nix, ich schau da sofort nach! Das kann nicht sein!«

»Nee, du ja nicht, stimmt. Aber die Frauen, die haben das. In der Hose eine Möwe!«

»Hilfe, jetzt haben die alle eine Möwe in der Hose! Wir sind hier doch nicht an der Nordsee! Was meinst du, wenn die hier alle herumfliegen würden, dann wäre hier was los!«

»Also können die doch fliegen?«, fragte er.

»Wer?«

»Die Mösen?«

»Nein. Die nicht.«

»Die Möwen?«

»Ja. Die schon«, sagte ich.

»Dann schaue ich mal, ob ich sie fliegen sehe. Die Mösen!«

»Ruf mich BITTE, wenn du eine entdeckt hast, Max, ja?«, bat ich ihn.

Bis zum Ende meiner Schicht war ihm aber kein solch wundersames Flugobjekt aufgefallen.

Ich bin dann zwei Stunden später mit meinem Hund und diesem noch immer breiten Grinsen auf dem Gesicht im Park herumgedüst. Aber auch dort keine fliegenden Mösen in Sicht. Schade. Die Zeitung vom nächsten Tag mit solch einem Titelfoto hätte ich Max gern gezeigt.

3. Was Leib und Seele zusammenhält

»Raus aus dem Bett! Essen ist fertig!«

Hier, nimm noch eins, Erwin.«

War das nicht die Stimme von Hedwig Gerlach? Was machten sie und Erwin Kroll wohl um gerade mal sechs Uhr in der Frühe auf dem Stationsflur?

Als ich um die Ecke bog, kam von der anderen Seite gerade Ayshe, die Nachtwache, herbeigeeilt. Ich sah ihre ungläubig aufgerissenen dunklen Augen, sie wollte gerade etwas sagen, vielleicht auch die beiden dementen Bewohner zur Ordnung rufen. Schnell gab ich ihr ein Zeichen, dass ich mich kümmerte. Ayshe nickte erleichtert und setzte ihren Rundgang fort.

Erwin Kroll, der sonst gern Befehle erteilte, saß in eine Wolldecke gehüllt – nur in eine Wolldecke gehüllt, wie ich kurz darauf feststellte – im Sessel und wurde von Hedwig Gerlach, die immerhin ihren geblümten Bademantel über dem dünnen Nachthemd trug, mit Toffifees gefüttert.

»Na, ihr beiden, konntet ihr nicht mehr schlafen?«, erkundigte ich mich.

Wie in Zeitlupe drehten sich die Köpfe der beiden zu mir.

»Gibt's auch eins für mich?«, fragte ich.

Erwin Kroll lutschte beseelt weiter an der Süßigkeit. Ohne Zahnprothese – zum Glück.

»Ach, Sven. Schade, keins mehr drin«, sagte Hedwig Gerlach und blickte auf die große leere Schachtel in ihrer Hand. »Jetzt hat Erwin alle aufgegessen.«

Hab ich nicht mal irgendwo gelesen, Essen wäre der Sex des Alters?

Wie auch immer, jedenfalls ist es einer der letzten Instinkte, die immer noch lebendig sind, selbst wenn vieles andere nicht mehr funktioniert.

Erwin Kroll und Hedwig Gerlach hatten sich den Start in den Tag in jedem Fall versüßt. Und da beide auch akzeptable Zuckerwerte hatten, gab es selbst gesundheitlich keine Bedenken.

Das Essen und die Essenszeiten strukturieren die Tage der Heimbewohner und natürlich auch die Arbeit von uns Pflegern: Gegen 8.00 Uhr gibt es Frühstück, um 9.45 Uhr eine Zwischenmahlzeit, Obst oder Joghurt zum Beispiel, ab 11.30 Uhr dreht sich alles ums Mittagessen, 14.30 Uhr ist Kaffeezeit mit Kuchen, auch für Diabetiker versteht sich, und ab 18.00 Uhr wird Abendbrot gegessen. Alles andere wird um die Essenszeiten herum erledigt.

Um mal einen Eindruck davon zu geben, was ich als Pfleger in der Frühschicht rund um die Mahlzeiten so zu tun habe und wie kurzweilig ein Arbeitstag vergehen kann, nehme ich Sie jetzt mal mit zu einem ganz normalen Tag im Haus Brunhilde.

7.55 Uhr. Die Frühschicht mit Martina und Steffi, zwei Pflegehelferinnen, und der Altenpflegeschülerin Yasmin hat vor einer guten Stunde begonnen – wir sind die Morgenmannschaft, die sich um die 29 Bewohner kümmert. Ich als examinierte Kraft habe im Zweifelsfall heute das Sagen. Das gefällt mir! Martina ist noch im Zimmer von Hertha Zeise, einer 80 Jahre alten Dame mit fortgeschrittener Parkinson-Erkrankung. Steffi hat sich bereits auf den Weg in die Küche gemacht, um die Frühstückswagen zu holen. Yasmin musste vor einer gefühlten halben Stunde zur Toilette. Seltsam, dass sie immer ganz dringend aufs Klo muss, wenn wir morgens die hilfsbedürftigen Bewohner waschen und anziehen. Ich stütze noch Georg Weber, der sich in seinen Rollstuhl hievt, und räume mit ein paar letzten Handgriffen das Zimmer von ihm und Heinz Gundlach auf, noch ein Blick ins Bad, schmutzige Wäsche mitgenommen, fertig. Ich eile Steffi zu Hilfe, die gerade mit dem Verteilen der ersten Frühstückstabletts begonnen hat. Ach sieh an, da ist ja auch Yasmin wieder unter den Arbeitenden, schön.

»Was soll ich tun?«, fragt sie und lächelt verträumt.

Yasmin ist im dritten Ausbildungsjahr. Altenpflege sei ihr Wunschberuf, gleich nach Kosmetikerin, da habe sie aber keinen Ausbildungsplatz bekommen.

Und sie weiß noch immer nicht, was wir bei der Frühstücksausgabe um 8.00 Uhr der Reihe nach tun?

Ich muss mich beherrschen.

»Was denkst du denn, was jetzt dran ist?«

»Frühstück verteilen?«

»Jau. Sehr gut.«

»Hmm«, macht sie und lächelt verträumt weiter. Ironie versteht sie nicht.

»Ja, dann los. Schnapp dir einen Wagen und übernimm wie besprochen die Zimmer 12 bis 18!«

Ich selbst schiebe einen Frühstückswagen zum Zimmer von Elisabeth Teuber und Agnes Konstanze Hummel. Erstere trinkt morgens gern Milch und isst am liebsten ein helles Brötchen mit Erdbeermarmelade. Bekommt sie auch. Und sogar klein geschnitten.

Agnes Konstanze Hummel belege ich das Brötchen mit Wurst. Sie ist erst seit kurzem bei uns im Heim. Mit 87 Jahren ins Altenheim gebracht zu werden, nach einem Sturz über eine Teppichkante und einem mehrwöchigen Krankenhausaufenthalt, und das ohne noch einmal nach Hause zurückzukehren – das ist hart. Aber mir kommt die hochgewachsene schlanke Dame trotz leichter Demenz erstaunlich gefasst und rüstig vor. Als ich ihr vor zwei Tagen das Essen nicht anreichte, sondern das Besteck, schlug sie mehrere Male kraftvoll mit der Faust auf den Tisch. Ein gutes Zeichen: Wenn das noch geht, dann kann man auch die Gabel halten. Die Tochter, mit der sie vorher zusammenlebte, sieht das anders. Sie hat in dem Fragenkatalog, den uns jeder Neuling beziehungsweise ein Angehöriger ausfüllt, angegeben, dass der Mutter das Essen angereicht werden muss. Humbug. Das scheint wohl ein Ding zwischen Mutter und Tochter gewesen zu sein. Es zeigte sich, dass Frau Hummel problemlos allein mit Gabel und Löffel essen kann. Lediglich Fleisch und andere feste Nahrungsmittel schneiden wir ihr klein. Ansonsten gilt für sie wie für alle Bewohner die Devise: So selbständig wie möglich bleiben!

Später beim Einsammeln der Frühstückstabletts ist von dem Wurstbrot kein Krümel mehr auf dem Teller.

Elisabeth Teubers Tasse hingegen ist immer noch randvoll.

»Na, schmeckt die Milch heute nicht?«, frage ich.

»Dooooch, warum?«

»Weil du nichts davon getrunken hast.«

»Mmmh …«

»Wie mmmh …?«

»Pass mal auf, Sven: Ich habe meine Milch ausgetrunken, und nun ist die Tasse wieder voll, da kann doch was nicht mit rechten Dingen zugehen.«

»Vielleicht Zauberei?«

»Ach, hör auf zu quatschen. Auf jeden Fall ist das sehr verdächtig.«

Elisabeth blickt mich vorwurfsvoll an, und bevor sie mir irgendwelche kriminellen Absichten unterstellen kann, verschwinde ich lieber. Die Tasse Milch lasse ich ihr aber stehen, die hat sie bisher noch jeden Morgen ausgetrunken.

So, jetzt rasch den Frühstückswagen zurück in die Küche bringen, Tabletts für den Mittag eindecken, Getränke verteilen. Dann ist Pause, von 9.00 bis 9.30 Uhr, die ich meist im dafür vorgesehenen Schwesternzimmer verbringe – ein Glück, dass ich als Mann da auch hineindarf. Und noch mal Glück, dass es dort auch einen Balkon gibt, den ich als Raucher gewissenhaft aufsuche. Eine Pause ohne Zigarette ist für mich wie ein Arbeitstag ohne ein erheiterndes Gespräch oder Erlebnis, das macht mich stinkig.

Auf dem Weg ins Schwesternzimmer sehe ich Lotte Küster in Mantel und mit Hut auf den Aufzug warten.

»Na, wo geht's denn hin, Lotte?«, frage ich sie. Wundert mich, dass sie so früh rauswill.

»Sven, meine Tochter kommt, wir wollen zum Italiener.«

»Aber die kommt doch sicher erst gegen Mittag, oder?«

»Schon.«

»Und da willst du bereits jetzt runterfahren?«

»Ja, ich setz mich unten hin und warte.«

»Drei Stunden im Mantel in der Lobby warten? Mensch, bleib doch noch hier oben und zieh den Mantel noch mal aus. Ist doch viel zu unbequem.«

»Nein, nein, nein, wenn ich in mein Zimmer gehe und nicht unten sitze, fährt Katja weiter, ohne mich mitzunehmen.«

»Ach Quatsch, das macht deine Tochter nicht.«

»Man weiß es nicht.«

»Und gleich findet auch der Singkreis statt, da gehst du doch sonst auch hin.«

»Ach, das wird mir zu viel heute.«

Da öffnen sich die Aufzugtüren, Lotte Küster presst ihre Handtasche fest an ihren Körper und nickt mir noch mal zu. *Lass mich jetzt bloß in Ruhe*, heißt das.

Sicher denken Sie nun: »Der kann die doch jetzt nicht einfach so ziehenlassen, dann wartet die alte Dame im Eingangsbereich stundenlang auf die Tochter!«

Doch, kann ich. Wenn es der dringliche Wunsch der Bewohnerin ist und sie sich dabei nicht selbst schadet, dann respektiere ich das. Ich habe versucht, Lotte Küster von ihrem Plan abzuhalten, aber es hätte keiner etwas davon, wenn ich der alten Frau meinen Willen aufzwinge. Die alten Menschen leben bei uns eben immer noch möglichst selbstbestimmt.

Nach der Pause und nach dem Verteilen der Äpfel, die es heute als Zwischenmalzeit gibt, schaue ich bei Bertha Lüders vorbei.

»Ich hab alles versucht, aber die Nacht hat ihr ganz schön zugesetzt. Die will partout nicht aufstehen und auch nichts essen. Ich komm da nicht mehr weiter, siehst du mal nach ihr?«, hatte Steffi mich bei der kurzen Teambesprechung nach der Pause gebeten.

»Bertha! Was ist los?«, frage ich, vor ihrem Bett stehend.

»Ach, Sven, geh weg, ich steh nicht auf, ich will sterben«, sagt Bertha Lüders mit leidender Stimme.

»Blödsinn.«

»Gar nicht Blödsinn. Ich hatte diese Nacht Stuhlgang, hab mich total eingekotet, die Nachtwachen mussten mir helfen. Ach, war das schlimm … Nee, ich stehe nie wieder auf. Ich könnte heulen!«

»Dann mach wenigstens das Fenster zwischendurch auf, damit du etwas frische Luft bekommst.«

»NEIN, nichts mache ich, will hier nur liegen.«

»Und etwas essen?« Ich zeige auf den Zwieback, den meine Kollegin ihr hingelegt hat.

»Nee, will kein Essen. Nie wieder. Schrecklich. Der liebe Gott soll Schluss machen mit mir.«

»Aber bitte nicht, wenn ich Dienst habe«, entgegne ich gespielt genervt.

»Was sagst du da?«

»Ich hab da heute gar keine Lust darauf, den Bestatter anzurufen, deine Kinder, den Arzt, das volle Programm.«

»Was? Dann schmeiß mich aus dem Fenster. Oder kannst mich auch lebendig begraben.«

»Nix da, bei den Temperaturen buddle ich kein Loch im Garten, der Boden ist ja viel zu hart.«

»Dann steck mich doch in einen Sack und wirf mich auf den Müll.« Bertha Lüders klingt jetzt nicht mehr leidend, sondern aufgebracht.

»Okay«, sage ich und verschwinde mal kurz, um einen

Müllsack und einen Zollstock zu holen. So viel Zeit muss sein. Ohne diese kleinen Späßchen wäre mir der Arbeitsalltag viel zu grau.

Wieder zurück, tue ich aus der Entfernung so, als würde ich mit dem Zollstock ihre Körperlänge messen und erkläre:

»So Bertha, dann schauen wir mal, der Sack ist vielleicht etwas klein … Aber nein, prima, könnte klappen, wenn du die Beine schön anziehst und den Kopf auf die Brust presst.«

»Oh, was bist du für ein Lümmel, warte bis ich aufstehe!«

»Das wird ja nicht passieren, da hab ich Glück.«

»Ach, du …«

Ich lege noch mal nach, dann hab ich sie gleich sicher wieder in der Vertikalen.

»Du, ich habe auch schon beim Bäcker angerufen.«

»Wieso Bäcker?« Überrascht setzt sie sich im Bett auf.

»Na, ich hab den Totenkaffee bestellt, ich lasse es mir dann richtig gutgehen, werde auch zwei Stücke Kuchen essen.«

Bertha Lüders lacht laut. Ich weiß, dass sie so blödes Gerede mag.

»Sven, was würde ich ohne dich machen?«

»Im Bett verfaulen.«

»Mmh, schon gut, ich stehe gleich auf. Hast ja recht.«

Zehn Minuten später ist sie angezogen und knabbert vergnügt an ihrem Zwieback.

Ich ziehe weiter, denn jetzt müssen die Bewohner, die nicht mehr aufstehen können, in ihren Betten mobilisiert, also auf die andere Seite oder ins Sitzen gebracht werden, und bei manchen ist heute auch der Bettwäschewechsel dran. Das heißt für uns als Pflegepersonal, dass wir diese Betten auswaschen müssen.

Ich werfe kurz einen Blick ins Schwesternzimmer, aber Martina, Steffi und Yasmin sind anscheinend bereits fleißig bei der Sache. Da leuchtet die Klingel auf, Zimmer 7.

In dem Einzelzimmer lebt Käthe Meier. Als ich den Raum betrete, windet sie sich ächzend auf dem Bett.

»Ach, Sven. Ich wollte mich noch ein wenig ausruhen, aber jetzt habe ich Rückenschmerzen bekommen.«

Ich helfe ihr, sich aufzurichten, und entdecke dabei die Ursache des Übels.

»Kein Wunder, Sie liegen auf einem Apfel«, sage ich und fingere die leuchtend rote Frucht aus den Laken.

Käthe Meier überlegt und überlegt.

Dann fällt es ihr plötzlich ein:

»Ach ja, ich hatte Hunger auf einen Bratapfel!«

»Hä? Meinen Sie, der Apfel verwandelt sich unter Ihnen in einen Bratapfel, Frau Meier?«

»Mmmh. Die Chance ist größer als die Verwandlung in einen Pferdeapfel«, gibt sie zurück.

»Das könnte stimmen. Rausfinden werden wir es aber nicht«, sage ich und lege den Apfel auf den Teller zurück. »Kommt Ihr Sohn heute denn noch mal vorbei, oder ist er schon wieder auf dem Heimweg?«

Frau Meiers Sohn ist Universitätsprofessor in Bonn, und manchmal bleibt er für Besuche bei seiner Mutter auch für ein paar Tage in der Gegend. Gestern machte mich der gelehrte Mann allerdings für einen Moment sprachlos, und das will was heißen.

»Der Bernhard ist schon wieder ins Rheinland zurück«, sagt Frau Meier.

»Hmmmm«, mache ich gedankenlos.

»Was bedeutet das?«, fragt sie.

»Na ja, er pflaumt Sie ja doch oft an und wird laut dabei«, antworte ich ehrlich.

»Ja, aber er ist harmlos«, versichert mir die alte Frau glaubhaft.

Folgendes war passiert:

Ich hatte tags zuvor Spätdienst gehabt und, während der Herr Professor zu Besuch war, das Zimmer von Frau Meier betreten.

»Moin zusammen«, grüßte ich. »Frau Meier, möchten Sie gleich im Speisesaal Kaffee trinken oder lieber hier im Zimmer?«

»Ach, ich weiß nicht«, sagte sie.

»Wie wäre es so: Ich bringe Ihnen und Ihrem Sohn den Kaffee hier aufs Zimmer, dann können Sie sich in Ruhe unterhalten.«

»Ja, hört sich gut an«, sagte sie.

Okay. Alles klar.

Wenige Minuten später suchte mich der Sohn im Schwesternzimmer auf, wo vor der Kaffeeausgabe noch die Übergabe stattfinden sollte.

»Hören Sie mal, Herr Sven, wie Sie mit meiner Mutter geredet haben … Nun ja … So geht das aber nicht. Wirklich nicht!«, ereiferte er sich.

Ich wusste gar nicht, was er meinte. Ich hatte doch kaum etwas gesagt. Und war doch auch freundlich. Hab auch extra keinen meiner Späße gemacht.

»War ich Ihrer Meinung nach unhöflich?«, fragte ich irritiert.

»Nein. Im Gegenteil!«, ereiferte er sich noch mehr. »Hier gibt es doch feste Zeiten für Mahlzeiten und alles, was sonst noch so läuft. Wenn es nun Zeit ist für das Essen oder den Kaffee, dann gehen Sie in das Zimmer meiner Mutter und sagen: ›AUFSTEHEN! KAFFEE TRINKEN! SOFORT!‹

Ich weiß ja, dass meine Mutter auch gern mal am Tag auf dem Bett rumliegt. Dann sagen Sie laut:

›RAUS AUS DEM BETT! ESSEN IST FERTIG!‹

Ich öffnete und schloss einen Moment lang wie bei Schnappatmung den Mund, weil meine Stimme versagte.

»Ihre Mutter kommt aber auch so zum Essen. Da braucht man nicht laut werden«, presste ich schließlich heraus.

»NIX! Die Frau braucht DRUCK. DRUCK braucht sie. Sonst macht sie NIX. GAR NIX!«

Oh ja, natürlich brauchen Frauen Druck, nicht nur alte Frauen. Das ist doch selbstverständlich, Herr Professor, dachte ich, vermutete aber, dass der das nicht als Ironie auffassen würde, und antwortete daher lieber ernsthaft, um jeglichen Missverständnissen vorzubeugen.

»Och, es klappt aber auch so ganz gut.«

»Na ja, Sie werden noch an meine Worte denken.«

Und damit rauschte er zurück zu seiner Mutter, wahrscheinlich, um sie aus dem Sessel zu scheuchen und vor der Kaffeepause noch ein wenig über die Station zu jagen. Schließlich brauchen alte Leute Bewegung.

Apropos Bewegung: Wer sich das Essen noch selbst auf den Teller und in den Mund löffeln kann und Gesellschaft mag, nimmt die Hauptmahlzeiten im großen Speisesaal ein, der sich im Erdgeschoss des Hauses befindet. Dort kommen Bewohner von allen Stationen zusammen, also auch die von der Kurzzeitpflege, die nur für eine gewisse Zeit im Heim sind, zum Beispiel weil die Angehörigen, die sie betreuen, im Urlaub sind. Und Senioren von der Tagespflege, die den Abend und die Nacht noch in ihrem Zuhause verbringen, sowie einzelne aus dem Bereich betreutes Wohnen. Von unserer Station für Langzeitpflege gehen zurzeit zwei Männer – Heinz Gundlach ist Georg Weber im Rollstuhl dabei behilflich – und dreizehn Frauen selbständig zum Essen in den großen Speisesaal.

Wie immer steht auch heute ein Tross Damen bereits weit vor Mittag vor dem Aufzug, um hinunterzufahren.

»Was wollt ihr denn schon unten, der Speisesaal wird doch erst um kurz vor eins geöffnet?«, frage ich an diesem Tag nicht zum ersten Mal und freue mich schon auf das aufgeregte Durcheinandergeplapper der Damenrunde. Und das geht auch gleich los:

»Wir sind ja nicht mehr die Schnellsten.« – »Du hast gut reden, und dann sind unsere Plätze besetzt.« – »Da ist immer so ein Gedränge.« – »Du willst uns ja nur wieder ärgern.«

»Lasst es euch schmecken«, wünsche ich den Damen noch und mache, dass ich weiterkomme.

»Bringst du denn gleich nicht die Medikamente runter?«, fragt Rita Paulsen.

»Nee, heute ist Martina dran. So, meine Damen, jetzt muss ich aber …«

Im Weitereilen stelle ich mir vor, wie sich etwas später die Schwingtür zum großen Speisesaal öffnet und an die zwanzig Alte alle zugleich hineinstürmen. Da gibt es in der Regel so manchen … nein, nicht Zusammenstoß, sondern spontanen Heilungserfolg: Leute, die sonst kaum laufen können, bahnen sich selbstbewusst den Weg zu ihrem Lieblingsplatz am Fenster. Da können selbst Gehbehinderte plötzlich ohne Krücken laufen. Sobald die Plätze eingenommen sind, verschwinden die Wunderkräfte natürlich wieder, und zwar im selben mysteriösen Tempo, in dem sie gekommen sind.

Gut gelaunt erreiche ich den kleinen Speisesaal auf unserer Station – sonst auch als Gemeinschaftsraum genutzt –, in dem Steffi und Yasmin die Tische vor einer guten halben Stunde eingedeckt haben. Manche Bewohner kommen selbständig mit dem Rollator oder werden im Rollstuhl hingefahren, die, die nur noch schlecht laufen können, haken wir unter. Das dauert natürlich seine Zeit. Und es gibt einige Bewohner in den Zimmern wie im kleinen Speisesaal, denen wir das Essen anreichen müssen.

Heute sitze ich zuerst neben Hertha Zeise, um ihr beim Essen behilflich zu sein.

»Was gibt es denn Gutes?«, fragt sie mit Blick auf ihren Teller. Das Zittern von ihrer Parkinson-Erkrankung ist heute besonders stark.

»Rinderroulade mit Buttergemüse und Kartoffeln«, antworte ich.

»Pfui, ekelhaft!«, ruft sie und wendet das Gesicht ab.

»Aber das isste doch sonst gerne.«

»Magst *du* das gerne?« Hertha schaut mich an, und ihre Mundwinkel sinken dabei ganz tief.

»Doch, schon«, sage ich und halte ihr eine Gabel mit Fleisch hin.

»Puh, geh weg!« Wieder wendet sie sich angewidert ab.

»Hertha, was ist los? Sag bloß, du magst keine Rinderrouladen mehr?«

»NEIN!«

»Ah, na ja, es gibt bestimmt noch was anderes. Soll ich mal in der Küche nachschauen?«

Wir haben einen Küchenraum auf der Station, in der das Essen aus dem Krankenhaus gegenüber fertig angeliefert wird. Es gibt jeden Tag drei Menüs zur Auswahl.

»Vielleicht ist noch ein Erbseneintopf mit Würstchen übrig«, überlege ich laut. Das gibt es beim heutigen Diätmenü.

»Ja, bitte schau mal nach. KINDER ESSE ICH NICHT!«

»Kinder?« Ich muss scharf nachdenken. »Du meinst, das wären KINDERROULADEN?«

»Ja, sagst du doch selbst.«

Ich halte die Gabel mit der Kostprobe noch mal in die Höhe.

»Das ist zwar echt zartes Fleisch … aber vom Rrrrrind. Verstehst du? Eine RINDERROULADE. Da hast du dich wohl verhört.«

Skeptisch guckt sie auf die dunkelbraunen Fleischfasern. Dann möchte sie aber doch probieren.

Auf einmal klopft mir jemand von hinten auf die Schulter. »Kannst du gleich mal zu Frau Baumeister kommen, Sven?«, höre ich Yasmin in meinem Rücken. »Die lässt sich nicht das Essen von mir anreichen.«

Luzie Baumeister, deren Demenzerkrankung bereits weit fortgeschritten ist, bringen wir das Essen in ihr Zimmer. Im Speisesaal wurde sie jedes Mal sehr unruhig und schien fast schon verängstigt. Aus ihrer Akte, dem Fragebogen zu ihrer Biographie, den ihre Töchter ausgefüllt haben, wissen wir, dass sie als Halbwaise in einem Heim großgeworden ist. Die Töchter kommen sie auch regelmäßig besuchen, wissen aber kaum etwas über die Zeit im Heim, darüber hat die Mutter ihr Leben lang geschwiegen. Vielleicht ruft die Essensgemeinschaft ungute Erinnerungen in ihr wach. Ihr das Essen im Zimmer anzureichen war bisher jedoch kein Problem.

Gut fünf Minuten später weiß ich, was heute im Zimmer von Luzie Baumeister nicht stimmt, frage aber trotzdem noch mal Yasmin:

»Und du hast versucht, Frau Baumeister das Essen anzureichen?«

»Ja, aber die macht einfach nicht den Mund auf. Hast du einen Trick? Vielleicht sollte ich mir das noch mal anschauen.«

Sie lächelt mich und Frau Baumeister freundlich an. Luzie Baumeister lächelt ebenfalls. Ich lächle Luzie an, aber Yasmin nicht.

»Ja, es gibt einen Trick. Einen, auf den du allein sicher nie kommen würdest«, sage ich verärgert. Gleichzeitig denke ich: *Warte, wenn deine Lehrerin wiederkommt, die kriegt was zu hören.*

»Du nimmst die Gabel in deine Hände, schiebst mit dem Messer etwas von dem Essen drauf und führst die Gabel zu Frau Baumeisters Mund. Dann wird sie ihn, Simsalabim, auch öffnen.«

Yasmins nickt. Und lächelt immer noch. Aber nicht mehr lange.

»Oh Mann, Yasmin, veräppeln kann ich mich selbst! Womit willst du ihr denn das Essen angereicht haben? Ist doch noch alles völlig unberührt auf dem Teller. Das Besteck wurde ganz bestimmt noch nicht benutzt.«

Jetzt wird die lächelnde Yasmin rot. Wenigstens scheint sie kapiert zu haben, dass *ich* kapiert habe, das ist ja schon mal was.

»Muss ich irgendwie verpeilt haben, das mit dem Essen«, sagt sie ruhig.

»Aber das ist doch Mist!«, sage ich. Das Mädchen macht mich noch wahnsinnig, wie schade, dass ich vor Frau Baumeister nicht lauter werden kann. »Sag doch einfach, wenn du da keinen Nerv drauf hast, aber erzähl mir keine Märchen«, raune ich leise.

»Sorry, Sven.«

»Dann geh du jetzt in den Speisesaal und mach dort weiter, ich reiche Luzie das Essen an.«

Wirklich bitter ist, dass Yasmin kein Einzelfall ist. Viele der jungen Pflegeschüler nehmen die Arbeit nicht ernst. Ich möchte nicht wissen, wie das dann läuft, wenn sie die Prüfungen mit Ach und Krach bestanden haben, danach einen Job finden und für eine große Zahl an Bewohnern verantwortlich sind.

Für die alten Menschen, die im Heim leben, ziehen wir in wechselnden Schichten sozusagen in ihr Zuhause ein und haben dafür Sorge zu tragen, dass alles gutläuft. Und jeder Tag im Heim ist ein Tag im Leben des Bewohners. Es braucht neben allen praktischen Handgriffen und Hilfestellungen auch immer ein Gespräch, eine Aufmunterung, ein freundliches Miteinander.

Gerade die Mittagszeit stellt für uns als Personal die größte Herausforderung dar. Allen Bewohnern ein warmes Essen zu servieren oder anzureichen gelingt nur, wenn alle, die Schicht haben, Hand in Hand arbeiten.

In manchen Altenheimen verteilt das Küchenpersonal das Essen, in die Speiseräume und sogar in die Zimmer. Das ist bei uns nicht so. Dafür ist unser Betreuungsschlüssel unter der Woche, also die Zahl der Pfleger im Verhältnis zur Zahl der Bewohner, mit 1:7 nicht ganz so schlecht wie in anderen Pflegeheimen. Trotzdem kommen auch wir schnell an unsere Grenzen, wenn Unerwartetes passiert – und das ist eher die Regel als die Ausnahme:

»Sven, fahr mich doch mal schnell zur Toilette!« – »Schwester, können Sie bitte mal schauen, meine Zahnprothese drückt beim Kauen?« – »Sven, Telefon für dich, der Heimleiter.« – »Hat jemand meine Tabletten gesehen?«

Bei überflüssigen Störungen reagiere ich schon gar nicht mehr.

Zum Beispiel, wenn etwa die Verwaltungsangestellte am Empfang um 12.30 Uhr auf der Station anruft und meint, man müsse sofort zu ihr runter in die Lobby kommen, weil ein Arzt gerade Rezepte gefaxt hat, die man an die Apotheke weiterleiten muss. Da habe ich inzwischen aufgehört zu diskutieren, solche Arbeiten müssen auf den Mittag warten. Oder soll ich der Bewohnerin oder dem Bewohner sagen:

»Sorry, Ihr Essen ist jetzt leider kalt, aber ich musste mal eben unten etwas erledigen, das eigentlich auch hätte warten können, aber Frau Stör von der Verwaltung hat doch so ungern unerledigte Arbeit auf ihrem Schreibtisch!«

Besonders an den Wochenenden ist es immer eng. Dann sind wir ab 9.30 Uhr – wohl als Sparmaßnahme – nur zu dritt auf der Station, da schafft man es unmöglich, allen Bewohnern die Mittagsmahlzeit im warmen Zustand anzureichen. Als ich den Heimleiter das erste Mal darauf ansprach, sagte er allen Ernstes:

»Ihr habt doch eine Mikrowelle.«

Okay, das vom benachbarten Krankenhaus gelieferte Essen ist gar nicht so schlecht, aber zum Aufwärmen wirklich nicht geeignet. Und wem soll ich dann sein Menü zuerst geben? Da stehen doch am nächsten Tag die Angehörigen auf der Matte, wenn ich zum Beispiel Hertha Zeise oder Max Wilke das aufgewärmte Essen erst um 14.00 Uhr anreiche.

Auch da war unser Heimleiter mit einer höchst kreativen Lösung sofort dabei:

»Na, dann gib denen das aufgewärmte Essen, die selten oder nie Besuch bekommen, Sven.«

Toll, das ist ja mal eine humane Lösung. Nee, so nicht mit mir!

Da werde ich bockig. Da bleibe ich dran und nerve, bis mein Chef es einsieht. Eine zusätzliche Hilfe über Mittag muss am Wochenende einfach drin sein.

Als ich an diesem Tag meine Frühschicht beende und mit dem Aufzug runter in die Umkleide fahren will, steigt Lotte Küster aus dem Aufzug.

»Na, wie war es beim Italiener, Lotte? Hast du Pizza gegessen?«, frage ich.

»Nee Sven, Pizza gab es da nicht, nur Reis und Pekingente«, sage sie fröhlich. »Aber Italienisch ist ja immer lecker.«

Und schon ist meine Laune wieder auf Glückskeksstimmung angehoben, danke Lotte!

4. Pflege von Kopf bis Fuß

»Was ist das für eine gelbe Salbe unter deiner Brust, Luzie?«

Der Heinz. Er stinkt!«, sagte eine Besucherin um die Siebzig, die ihren Schwager, Heinz Gundlach, besuchte. Sie kommt alle paar Wochen vorbei, grüßt uns Mitarbeiter nicht, hat sich nie vorgestellt, meckert aber jedes Mal. Von Heinz wusste ich, dass sie Kloß heißt. Und ich wusste auch genau, was jetzt folgen würde, ich hätte das weitere Gespräch Satz für Satz mitsprechen können – also auch den Part von Frau Kloß.

Wie immer drückte ich meine ehrliche Verwunderung aus.

»Was tut er?«

»Heinz stinkt«, sagte sie und zog ihre Mundwinkel angewidert runter.

»Ihr Schwager hat aber heute um 15 Uhr noch geduscht. Das kann also nicht sein, dass er stinkt.«

Wer jetzt denkt, das sei eine ungewöhnliche Zeit für die Körperpflege, nö, nicht für Heinz Gundlach, der steigt auch gern schon mal mitten in der Nacht unter die Dusche. Da er keine Hilfe benötigt und es Georg Weber, seinen Zimmerkumpanen, nicht stört, ist das auch für mich und meine Kolleginnen kein Problem.

»Wo ist Heinz denn überhaupt?«, fragte ich.

»Er wollte sich etwas hinlegen. Aber lenken Sie jetzt nicht

ab. Das kann gar nicht sein, dass der heute geduscht hat. Seit er in dieses Heim gekommen ist, hat er nicht mehr geduscht. Nicht EIN MAL«, ereiferte sie sich. Ihre Stimme überschlug sich bei den letzten beiden Worten fast. Sie glaubte, was sie sagte.

»Frau Kloß, Sie erzählen mir das bei jedem Besuch. Aber das stimmt nicht. Ihr Schwager duscht manchmal sogar zweimal am Tag. Mindestens zehn Mal in der Woche. Das hat er zu Hause bei Ihnen doch auch schon gemacht, und das hat er sich hier nicht abgewöhnt.«

Heinz und seine Schwägerin hatten nach dem Tod der Ehepartner eine Zweckgemeinschaft gegründet und zusammengelebt – nicht zuletzt wohl aus Kostengründen. Sie hatten sonst keine Angehörigen mehr.

»Aber ich seh doch, dass er seine Seife gar nicht benutzt. Das Stück liegt da seit Wochen und wurde kaum angerührt. Ich beobachte das schon länger«, wetterte sie weiter.

»Mag ja sein, dass er die Seife nicht oft benutzt, aber fürs Duschen braucht er die auch nicht. Da hat er Duschgel, wie fast jeder Bewohner hier im –«

Aufgebracht unterbrach sie mich …

»Sie – Sie können mir viel erzählen. Und warum hat er trotz der Dusche noch seinen Schlafanzug an und darüber sein Oberhemd? Außerdem hat er das Hemd immer an, wenn ich komme.«

… und ließ mich auch nicht zu Wort kommen.

»Der braucht Druck. Wie ein Kind, sonst wechselt er seine Kleidung nicht. Verstehen Sie das nicht? VERSTEHEN SIE DAS NICHT?«

»Jetzt beruhigen Sie sich doch mal. Das Schlafanzugoberteil hat er an, weil ihm kalt ist und er keine Unterhemden tragen mag. Zum Schlafen zieht er einen anderen Schlafanzug an. Das ist alles völlig in Ordnung so und stört ja wohl niemanden.«

Jetzt ließ ich sie nicht zu Wort kommen.

»Er besitzt auch nur drei Hemden, das wissen Sie ja, weil Sie sich um seine Kleidung kümmern. Er hat nun mal nicht viele Auswahlmöglichkeiten, da kann es schon sein, dass Sie zufällig immer dasselbe Hemd sehen.«

Sie holte Luft und setzte neu an, aber ich war noch nicht fertig.

»Und wenn er am Tag zehn Schlafanzüge übereinanderträgt – wir sagen dazu nichts. Ihr Schwager ist noch völlig klar im Kopf, also kann er auch allein bestimmen, was er anziehen möchte. Druck braucht er überhaupt nicht. Dies gilt übrigens für alle Bewohner.«

»PAH! Nee! Nee! Mit Ihnen kann man einfach nicht reden. Hier kann ja jeder Bewohner machen, was er will!«

»Ja, klar können die Bewohner machen, was sie wollen. Wo kämen wir denn hin, wenn es anders laufen würde?«

»Also ich möchte jetzt mal die zuständige Schwester sprechen.« Frau Kloß sah sich suchend um.

»Die zuständige Schwester bin ich.«

»Wo ist denn der Pfleger, der die Station leitet?«, fragte sie.

»Mit dem reden Sie gerade. Genau wie die letzten Male.«

»Immer muss ich mit Ihnen reden, aber Sie hören mir nie richtig zu. Nie.«

Diesen jammernden Ton fand ich fast noch schlimmer als die Meckerei.

»Sicher höre ich Ihnen zu«, sagte ich gequält. »Und ich

rede auch jedes Mal mit Ihnen, obwohl alles schon geklärt sein sollte.«

»Ändern wollen Sie aber nichts?« Jetzt klang ihre Stimme wieder fest.

»Es ist nicht nötig, etwas zu ändern, Frau Kloß.«

»Pah … Ich gehe jetzt zum Leiter des Hauses!«

»Gerne, machen Sie das.«

»Sie interessiert doch überhaupt nicht, was ich sage. Das merke ich doch!«

»Also, von mir aus gehen Sie jetzt wirklich zum Heimleiter. Ich weiß da auch nicht mehr weiter.«

Und mit diesen Worten ließ ich sie stehen, was sollte ich auch noch zu der Sache sagen? Die raubte mir bloß meine kostbare Arbeitszeit.

Später sah ich Heinz und seine Schwägerin in der Sofaecke im Flur. Sie saßen schweigend da, Heinz guckte zum Fenster hinaus, seine Schwägerin den Flurboden entlang. Wie immer. Ich habe die beiden noch nie in eine Unterhaltung vertieft erlebt … Zwei, die sich wohl im wahrsten Sinne des Wortes nicht riechen können, wie es scheint.

Was Frau Kloß da immer äußert, ist nur eins von den unzähligen Vorurteilen, die über Altenheime kursieren: Alte Menschen werden in Pflegeheimen vernachlässigt, sie werden nicht gewaschen, bekommen kein Essen, werden mit Medikamenten ruhiggestellt und so weiter. Vor allem in den Medien werden solche Lügen gern verbreitet. Unter Altenpflegerinnen und -pflegern wie auch bei anderen Berufen mag es schwarze Schafe geben, und es mag vereinzelt Altenheime geben, die wie eine ganze Herde schwarzer Schafe agieren. In unserem Heim, auf meiner Station ist das aber nicht der Fall. Und ich kenne auch sonst kein Heim, auf das diese Behauptungen zutreffen würden.

Gerade die Körperpflege ist allerdings immer ein sensibles Thema, zuallererst für die Bewohnerinnen und Bewohner selbst. Auch hier gilt es, so lange wie möglich deren Selbständigkeit zu erhalten. Wer sich noch selbst waschen kann, der soll und darf dies auch tun. Wer Hilfe bei der Grundpflege am Morgen oder bei der Abendpflege, beim Waschen am Waschbecken oder beim Duschen benötigt, der bekommt sie natürlich. Schwerstpflegefälle werden im Liegen gewaschen, im Bett oder in einem Waschraum mit entsprechender Hebevorrichtung. Und auch hier dürfen die Seniorinnen und Senioren alles, was sie allein waschen können, auch mit eigenen Händen erledigen.

Ob Ganzkörper- oder Teilwaschung, Fußbad, Haarpflege, Rasur, Nagelpflege, Mund- und Zahnhygiene, Haut- oder Prothesenpflege – über alles führen wir Buch. Mir persönlich ist das Dokumentieren von allen Pflegeleistungen mehr als lästig, das gebe ich gern zu, aber es muss dennoch getan werden. Da wird für keinen Pfleger, keine Pflegestation und keinen Bewohner eine Ausnahme gemacht. Sollen wir vielleicht noch beweisführende Duftproben von den Bewohnern entnehmen und wöchentlich an die Angehörigen versenden?

Okay, es gibt den einen oder anderen wasserscheuen Typ bei uns. Bernd Bruder etwa, der hatte mich mal in panischer Angst geholt, in seinem Badezimmer liefe angeblich Wasser aus einem Rohr. Es stimmte, die Dusche war voll aufgedreht. Dabei ist der ehemalige Tischler alles andere als ein verschwenderischer Typ.

Ihn zeichnet sein absoluter Wille zur Sparsamkeit aus, wie

auch die anderen Angehörigen der Kriegsgeneration. Da wird nichts vergeudet. Gar nichts.

Darum schneuzt Luzie Baumeister wohl auch schon mal gern in den Waschlappen, bevor sie zur Grundpflege startet. Ihr muss man nicht das Gesicht waschen, aber man muss schauen, dass der Lappen im Gesicht höchstens mit Seifenwasser getränkt ist, damit sie sich nicht dreckiger macht als vorher.

»Huch! Haben wir keine Waschlappen mehr im Haus?«, fragte ich mich, als Elisabeth Teuber eine der Inkontinenzwindeln griff, Seife darauf verteilte und sich das Gesicht wusch. Ach so, und der Waschlappen war kurz vorher in die Unterhose gewandert. Ich sag ja, Verschwendung kennen wir hier nicht.

Oder etwa doch? Wenn man der hausinternen Statistik glaubt, bestellen wir jedes Jahr 5000 neue Waschlappen à 24 Cent, also für insgesamt 1200 Euro. Das Haus hat circa 120 Bewohner, davon ein Dutzend Tagespflegegäste; die Wachlappen kommen nach einer Benutzung in die Wäsche. Summa summarum würde das heißen, dass so ein Waschlappen im Durschnitt nach nur acht Maschinengängen bereits ausgedient hat und entsorgt wird. Oder gibt es hier im Haus irgendwo ein geheimes Waschlappenlager für schlechte Zeiten? Ich befürchte, was die knauserige Kriegsgeneration einsparen möchte, wird am anderen Ende zum Fenster rausgeschmissen.

Die Verwirrtheit der meisten unserer Bewohnerinnen und Bewohner sorgt öfter mal für kuriose Einlagen, gerade auch beim Thema Körperpflege.

Agnes Konstanze Hummel rief kürzlich laut um Hilfe. Als

ich in ihr Zimmer kam, lag sie vor ihrer Toilette, ein Bein in der Höhe.

»Frau Hummel, was ist denn passiert? Was macht Ihr Fuß in der Toilette?«

»Ach, keine Ahnung«, kam die lakonische Antwort.

Ich half ihr, den Fuß, der sich im Toilettensitz verhakt hatte, zu befreien.

»Wollten Sie denn zur Toilette?«

»Ach nein Sven, ich wollte meine Füße waschen.«

»In der Toilette?«

»Ja, wieso nicht?«

Auf Ideen kommen die Damen!

Als ich einmal zu Luzie Baumeister kam, nachdem sie geklingelt hatte, saß sie ganz bekümmert in ihrem Rollstuhl. Bekleidet mit Hausschuhen und Hose, aber oben herum war sie nur im BH.

»Luzie, soll ich dir beim Umkleiden helfen?«

»Ach, Sven, nee, mit der Haut stimmt irgendwas nicht. Unter meiner Brust. Kannste mal nachschauen, bitte?«

Ooooh, das sah wirklich nicht gut aus.

»Was haste denn da für eine gelbe Salbe hingeschmiert?!?«, fragte ich.

»Guck mal die liegt da noch … Ich weiß auch nicht, bin heute ganz durcheinander …«, erklärte sie.

Ich schaute mir die Salbentube also genauer an und plötzlich war alles klar.

»Läufst du öfters auf deinen Brüsten, Luzie?«, grinste ich.

»Quatsch, was ist das für eine Frage?«

»Na, auf die Idee könnte man aber kommen, wenn du dich da oben mit hornhautreduzierender Fußsalbe eincremst …«

»Ojemine, ich muss die Tuben vertauscht haben! Meine Augen werden wohl auch nicht besser!«

»Schmier dir die Salbe aber bitte nicht noch auf die Augen!«

Und für alle, die jetzt meinen, einen guten Tipp bekommen zu haben: Nein, ein zu üppiges Brustvolumen reduziert sich durch diese Fußcreme nicht.

Das Eincremen ist bei trockener Altershaut wichtig und gehört zum Standard bei der Körperpflege. Doch bis man einige Bewohner so weit hat, der Haut etwas Feuchtigkeit zu gönnen, das kann dauern, wie meine Kollegin Martina letztens zum Besten gab.

»Frau Gerlach, soll ich Ihnen noch den Rücken eincremen?«, fragte sie die Bewohnerin.

»Eiscreme? Nein, danke«, antwortete diese höflich.

»Nein DEN RÜCKEN EINCREMEN«, wiederholte Martina.

»Brauchste heute nicht«, versicherte Frau Gerlach.

»Gut, dann wird nicht eingecremt.«

»Na, meinetwegen, aber nur ein kleines Eis!«, lenkte sie dann doch noch ein.

Vor ein paar Jahren lebte eine alte Dame bei uns auf der Station, Rosa Hielscher, die liebte Puder, Cremes & Co.

»Herr Sven«, sagte sie einmal zu mir und klang ganz bestürzt, »auf der Verpackung steht *Anti-Falten-Creme gegen Faltenbildung*, irgendwie klappt das aber nicht. Ich habe immer noch sooo viele Falten im Gesicht.«

Rosa Hielscher war damals 96 Lenze jung.

Für uns als Pflegepersonal sind die Grundpflege am Morgen und die Abendpflege sehr intensive Arbeitsphasen. Wir sind dabei meist zu fünft am Start, da haben wir eine zusätzliche Hilfe, so dass jeder von uns in 1,5 Stunden »nur« fünf bis sechs Bewohner zu versorgen hat – von solch einem Betreuungsschlüssel können manch andere Heime nur träumen.

Neulich fing eine Aushilfe bei uns an, die zuvor als Wohnbereichsleitung gearbeitet hatte, also durchaus Berufserfahrung vorweisen konnte. Sie hatte ein Kind bekommen und wollte jetzt nur noch wenige Stunden in der Woche arbeiten, der Morgen passte für ihre Familiensituation am besten.

Am zweiten Tag sagte sie, nach ihrem Dienst zu mir:

»Ich kann besser mit dementen Menschen arbeiten als mit Bewohnerinnen, die hier und da mit Creme eingeschmiert werden wollen. Das ist nicht mein Ding.«

Ich dachte mir meinen Teil, schließlich hatten auch Demenzkranke mal trockene Haut oder das Bedürfnis, sich einzucremen.

Am dritten Morgen fragte sie mich:

»Sag mal, wie ist das, wenn eine Bewohnerin verstirbt?«

»Was meinst du? Die Formalitäten?«

»Nee, wie ihr das mit dem Leichnam macht, waschen und so.«

»Kommt auf das Bestattungsunternehmen an. 80 Prozent der Bestatter sagen, dass wir den Leichnam nicht von Kopf bis Fuß zu waschen brauchen, da sie sich selbst darum kümmern.«

»Also bei uns im Haus wurde immer gewaschen.«

»Kannst du hier auch machen, hält dich ja keiner davon ab.«

»Ja, ich habe das immer gemacht, sie erst waschen und danach eincremen, von oben bis unten.«

»So, so.«

»Hallo? Man muss doch von dem Verstorbenen Abschied nehmen!«

»Ich kann das auch ganz gut, ohne sie zu waschen und einzucremen.«

»Na ja, ich weiß nicht. Nur so Abschiednehmen … Finde ich merkwürdig.«

»DU bist merkwürdig, lebende Bewohner magst du nicht eincremen, aber die Leichen möchtest du am liebsten komplett mit Salbe einbalsamieren? Also, entschuldige, das finde ich ein bisschen gaga.«

»Ach, die tüdeln mir eben zu viel rum.«

»Oh, klar, das verstehe ich. Verstorbene tüdeln nicht mehr, stimmt. Das ist dann wirklich ein großer Vorteil.«

Meine Freundin sagt ja immer, meine Ironie verstünden die meisten nicht. Aber in solchen Momenten der Sprachlosigkeit sind ironische Kommentare eben das Einzige, was ich noch herausbekomme.

Eine besonders renitente Angehörige ist und bleibt die Schwägerin von Heinz Gundlach. Bei ihr kommt mir sogar die Ironie abhanden. Heinz hat einen harten Bartwuchs, Frau Kloß kauft ihm aber nur diese billigen Einwegrasierer. Und einen dieser Einwegrasierer sollen wir dann auch noch eine Woche lang benutzen. Spätestens nach der zweiten Rasur jedoch sind die Dinger stumpf. Die verursachen dann richtig fiese Verletzungen, da kann man noch so vorsichtig sein!

Unzählige Male wurde Frau Kloß von meinen Kolleginnen und mir schon darauf hingewiesen. Sie bringt aber trotzdem pro Monat nur vier Einwegrasierer für ihren Schwager mit, immer von der billigsten Sorte.

Vor ein paar Wochen sprach ich Frau Kloß wieder darauf an.

»Der Rasierer von Ihrem Schwager ist hinüber, er braucht unbedingt einen neuen.«

»Ja, Sie müssen die Dinger auch nach dem Gebrauch sauber machen. Sonst schneiden Sie Heinz in die Haut.«

»Heinz hat aber so harte Barthaare, er braucht jeden zweiten Tag einen neuen Rasierer. Sonst kann ich ihn nicht ordentlich rasieren. Das kann man niemandem antun.«

»Versuchen Sie es mal mit der Zahnbürste.«

»Hä? Soll ich ihn mit der Zahnbürste rasieren?«

»Nee, damit kann man gut die Rasierer säubern!«

Ich glaube, ich höre nicht richtig.

»Wie bitte? Die Zahnbürste braucht er doch für seine Zähne!«

»Ich hab das auch so gemacht. Immer.«

»Hier wird das aber nicht so gemacht. Niemals.«

»Als wir noch zusammen im Haus gewohnt haben, konnte ich einen Rasierer 14 Tage lang benutzen. Ohne Probleme.«

»Aber nicht solche Einwegrasierer.«

»Doch. Natürlich. Sicher. So, ich muss dann auch mal weiter. Hab noch Einkäufe zu erledigen.«

Fort war sie, die eifrige Dame.

Der arme Heinz! Wenn das stimmt, dann hat seine Schwägerin ganz schön an ihm herumgesäbelt. Sie sollte den Rasierer vielleicht mal für die Haare auf ihren Zähnen ausprobieren …

Heinz schlurfte ein paar Tage später mit einem Taschentuch vor dem Mund zum Speisesaal.

»Warum haste das Tuch vor deinem Mund? Geht die Seuche um?«, fragte ich ihn.

»Nee Sven, dein Kollege hat mich verstümmelt!«

»Wie das denn?«

»Der Dennis hat mich rasiert.«

Dennis ist Praktikant. Trägt selbst ein Ziegenbärtchen.

»Mit einem uralten Einwegrasierer, stimmt's?«

»Ja, aber der hat den Beruf wirklich verfehlt, der hätte Schlachter werden sollen, der wollte mich umbringen.«

»Na ja, so ein hundert Mal benutzter Rasierer ist auch Mist. Sag deiner Schwägerin, dass sie öfters neue mitbringen soll. Oder noch besser einen richtigen Apparat.«

Ich HASSE alte Einwegrasierer – meiner Meinung nach sollten die unter das Waffengesetz fallen. Und von Frau Kloß will ich jetzt mal lieber gar nicht mehr sprechen. Ganz ohne Ironie.

Zur Körperpflege gehören auch die Reinigung der Zahnprothesen und das Einsetzen derselben. Nee, was hab ich nicht schon für aberwitzige Geschichten rund um die Dritten erlebt! Josefine Möckel schmierte sich mal statt der Haftcreme ihr knallgrünes Duschgel auf die Prothese. Immerhin konnten wir sichergehen, dass der grüne Schaum vor ihrem Mund nicht von einer Tollwutinfektion herrührte. Ein anderes Mal legte sie ihre Dritten nach der Abendreinigung in einen Becher mit Orangenlimonade. Das war zwar etwas kontraproduktiv, aber sicher lecker.

Elisabeth Teuber suchte mal einen ganzen Vormittag lang ihre obere Zahnprothese, doch niemandem fiel auf, dass sie ihren rechten Arm starr an den Körper gepresst hielt. Erst beim Essen wunderte sich eine Kollegin und lüftete das Geheimnis. Das obere Gebiss klemmte unter Frau Teubers Achsel.

Wenn ich bei Hedwig Gerlach Dienst schiebe, kommt diese Szene beinahe täglich vor: Sie sitzt vor dem Waschbecken und putzt ihre Zahnprothese, die oberen »Zähne« hat sie schon in den Zahnbecher gelegt, die unteren anscheinend im Mund vergessen.

»Sie haben noch Ihre Zähne im Mund!«, sage ich dann laut, weil sie so schlecht hört.

»Was?«

»Die Zähne!« Ich zeige auf ihren Mund.

»Ja, habe ich geputzt, die sollen doch in der Nacht in den Becher!«

»Ja, aber die unteren Zähne sind noch im Mund.«

»Ah.«

»Und nun? Wollen Sie die im Mund lassen?«

»Wie?«

»Sie haben die unteren Zähne noch im Mund!«

Frau Gerlach greift in den Zahnbecher nach der oberen Gebisshälfte und setzt sie sich wieder ein.

»Was nun?«, frage ich.

»Na, Sie sagten doch was von meinen Zähnen!«

»Ja, Sie legen die doch abends immer in das Wasser!«

»Ah ja, stimmt.«

Frau Gerlach nimmt die oberen Zähne aus dem Mund, die untere Prothese aber bleibt, wo sie ist.

»Jetzt haben wir die gleiche Situation wie vorher«, sage ich.

»Genau«, sagt sie und lächelt mich selig an.

Nach langen drei Minuten hat Frau Gerlach dann doch verstanden, worauf ich hinauswill.

»Ich bin ja doof!«, murmelt sie bekümmert.

»Nee, das passt schon, nun ist es ja richtig.«

Frau Gerlachs Sohn, der im Zimmer gewartet hat, wundert sich:

»Sven, hier muss man aber auch Nerven wie Drahtseile haben, ich wäre schon längst ausgerastet. Wie kannst du nur so ruhig bleiben?«

»Ach, das ist nun mal so.«

»Also ich hab jetzt ein richtig schlechtes Gewissen, ich war eben noch einkaufen, da war eine alte Frau vor mir an der Kasse. Es hat ewig gedauert, bis sie das Portmonnaie aus der Handtasche geholt hat, das hat mich schon wahnsinnig gemacht.«

»Ja, da bist du sicher auch nicht der Einzige, dem das schon mal so geht. Leider ...«

Die Hygiene ist in Pflegeheimen wie auch in Krankenhäusern ein ganz großes Thema. Letzten Sommer war wie so oft ein Mitarbeiter vom Gesundheitsamt bei uns auf der Station, dieses Mal wollte er Leitungswasserproben entnehmen.

Der Hausmeister und der junge Mann vom Amt kamen mir auf dem Weg zum Büro entgegen, wo ein Stapel Papiere darauf wartete, von mir bearbeitet zu werden.

»Hallo, Paul Lüttke vom Gesundheitsamt!«, stellte er sich vor.

»Moin, Pfleger Sven!«

»Ja, ich nehme Wasserproben hier.«

»Alles klar.«

»Haben Sie hier Bewohner, bei denen die Mundpflege durchgeführt wird?«

Äh, was ist das denn für eine Frage?

»Ja, die haben wir in der Tat«, sagte ich und wartete darauf, dass er lachte, weil er seinen Scherz so gut fand.

Aber stattdessen fragte er:

»Und in welchem Zimmer findet das statt?«

Oh, der meint das ernst.

»In jedem Zimmer!?«, antwortete ich.

»Hmm? In jedem Zimmer wird die Mundpflege durchgeführt?«, fragte er ungläubig.

»Ja, sicher. Mund-, Prothesen- und Zahnpflege. Kommt drauf an, was sich im Mund befindet.«

»Mmmh, ja.«

»Habe ich die Frage falsch verstanden? Sie schauen so skeptisch«, hakte ich vorsichtshalber nach.

»Ja … nee … nein.«

»Aha. Ich verstehe den Sinn der Wasserproben und Ihrer Frage nicht, aber egal, man muss ja nicht immer alles hinterfragen.«

»Ja, ich weiß es doch auch nicht. Ich bin Auszubildender und soll hier diese Proben nehmen, KLAR!?!«

»Klar, aber dafür brauchen Sie mich ja nicht, der Hausmeister hat mehr Ahnung von der Anlage.«

»Ist ja schon gut«, antwortete der Auszubildende vom Gesundheitsamt gereizt.

Mein Gott, hatte ich etwas Falsches gesagt? Andere Berufe sind offensichtlich auch nicht so ganz unkompliziert …

Ich eilte zum leidigen Papierkram – die Bewohnerakten füllen sich schließlich nicht von selbst mit Inhalt – und wollte schon die letzte Biegung zum Büro nehmen, da hörte ich Folgendes durch Frau Schlesigs halb geöffnete Zimmertür:

»... Anmachen ... höchste Stufe ... dann durch ... Haare ... besser.«

Hä? Was redet Mathilde denn da? Mal schnell nachschauen.

Mathilde und Frau Schlesigs Sohn Gunnar standen um einen Stuhl herum, auf dem Frau Schlesig saß, und fummelten ihr an den dünnen grauen Haaren herum.

»Gunnar will seiner Mutter die Haare mit dem Lockenstab aufdrehen«, sagte Mathilde strahlend, als sie mein fragendes Gesicht in der Tür entdeckte. Das gefiel ihr.

Gunnar hielt den Lockenstab und einen dicken Lockenwickler in die Luft und nickte ebenfalls begeistert.

So, so. Gunnar, der Physiklehrer, will also nebenberuflich als Friseur arbeiten. Hilfe!!!

»Du, Gunnar, da drüben sind die Feuermelder, hier hinten haben wir die Feuerlöscher, und Eimer zum Wasserholen sind im Pflegemittelraum«, gab ich ihm als Tipp mit. »Nur, falls deine Mutter Feuer fängt.«

»Haha, brauchst wohl einen Tritt in den Hintern?«, sagte er.

»Ooooh. Klingt von einem Mann mit Lockenwickler in der Hand nicht sehr bedrohlich«, antwortete ich.

»Warte ab. Du wirst meine Mutter danach nicht wiedererkennen!«

»Das befürchte ich!«

30 Minuten später spazierten Gisela Schlesig und ihr Sohn über den Flur. Frau Schlesig sah aus wie immer.

»Brauchste doch Hilfe von meiner Kollegin?«, fragte ich amüsiert.

»Witzig, echt. Man sieht das doch!«, maulte der Sohn.

»Na, Gunnar, da muss man aber wirklich genau hinschauen! Vielleicht solltest du noch ein wenig üben«, tadelte ihn seine Mutter.

Solche Selbstversuche als Friseur sind auch wirklich nicht nötig, schließlich haben wir im Haus einen Fachmann. Und meist gibt es da auch keine Beschwerden. Meist.

Manchmal geht so ein Friseurtermin aber auch gehörig schief – wenn er überhaupt stattfindet! Frau Zeise würde sich selbst niemals über einen geplatzten Termin beschweren, sie ist nicht der Typ dafür … Wie gut, dass sie mich hat!

Hertha Zeise kann nur noch für kurze Zeit das Bett verlassen, ihre körperliche Verfassung bei fortschreitender Parkinson-Erkrankung ist nicht mehr die beste. Ich hatte mit dem Friseur, der im Haus einen kleinen Salon betreibt, einen Termin für 16.00 Uhr vereinbart und die Lage erklärt. Die Mitarbeiterin käme garantiert pünktlich, versprach er.

15.55 Uhr: Ich hole Frau Zeise aus dem Bett und helfe ihr, sich anzuziehen.

16.00 Uhr: Frau Zeise sitzt im Rollstuhl und wartet auf die Friseurin.

16.55 Uhr: Bisher ist die Friseurin nicht erschienen. Frau Zeise kauert wie ein Häufchen Elend im Rollstuhl, will jetzt wieder in ihr Bett.

17.15 Uhr: Die Friseurin kommt, klopft im Schwesternzimmer an die Tür.

»Hallo, ich möchte zu Frau Zeise.«

»Die liegt im Bett«, sagte ich.

»So geht das aber nicht. Es war abgemacht, dass sie das Bett verlässt.«

»Ja, genau. Der Termin war aber um 16.00 Uhr. Frau Zeise kann nicht so lange im Rollstuhl sitzen. Am Telefon wurde mir ein Termin für 16.00 Uhr versprochen.«

»Ja, bin ein wenig später dran.«

»75 Minuten später, das ist nicht *ein wenig*, das ist VIEL zu spät.«

»Ich hatte noch eine Kundin.«

»Und was ist mit der Erfindung des Telefons?«

»Ich … ich habe gedacht, dass die Frau doch sowieso hier ist. Und … tja, nicht weglaufen kann.«

Was für eine beschissene Einstellung!

Warum ich Frau Zeise nicht noch mal aus dem Bett geholt habe? Zum einen mag die alte Dame es nicht, wenn sie andere warten lässt. Und es gab auch bald Abendbrot, das wäre zu viel Action für sie gewesen, denn auch fürs Essen braucht man Kraft.

Die Friseurin wollte übrigens telefonisch mit mir einen neuen Termin vereinbaren, hat aber erst nach einer Woche bei uns auf der Station angerufen. Inzwischen hatte ich einen anderen Friseur ins Haus bestellt, und der war wenigstens pünktlich gewesen.

Was im Haus Brunhilde an Körperpflege-Diensten angeboten wird, deckt leider nicht immer die teils extravaganten Wünsche unserer Bewohner ab.

»Ich wusste gar nicht, dass du auf pinke Fingernägel stehst, Sven«, sagte Steffi vor ein paar Monaten in einer Raucherpause.

»Oh, ich auch nicht. Wie kommst du darauf?«, fragte ich überrascht.

»Na, Frau Teuber hat mir erzählt, dass du ihre Nägel mit einem Filzstift angemalt hast. Oder stimmt das etwa nicht?«

»Nee Steffi, das wäre ja auch etwas viel kreativer Einsatz bei der Körperpflege der Bewohner!« Ich lachte.

»Also mir könntest du es ruhig sagen«, scherzte sie. »Ich verrate deiner Alexandra auch nicht, dass du auf lackierte Ü80-Nägel stehst.«

Also das wurde mir jetzt wirklich zu intim. Ich rauchte dann mal schnell meine Kippe auf und verabschiedete mich vom Balkon. Wenn Steffi einmal etwas lustig findet, ist sie meist nicht mehr zu bremsen.

Auf dem Weg ins Büro dachte ich dann noch, dass die Beschäftigungstherapeuten auch locker Kurse für die manikürebegeisterten alten Damen anbieten könnten. Die Senioren sollen doch schließlich dort abgeholt werden, wo sie stehen …

5. Frischluftoase Balkon

»Oh Gott, Frau Möckel, Sie brennen ja!«

Ein Altenheim ohne Balkone? Geht gar nicht! Allein der Balkon, der vom Schwesternzimmer abgeht, ist für mich persönlich ein unverzichtbarer Ort zum Dampfablassen. Hier atme ich in jeder Pause tief durch, und zwar am liebsten mit einer Zigarette zwischen den Fingern. Hier suche ich am Horizont Halt, wenn mich Kollegin Mathilde mal wieder auf die Palme bringen will. Hier informiere ich mich über den Status quo meines Arbeitsuniversums, und nicht zuletzt finde ich hier je nach Jahreszeit geeignetes Wurfmaterial, wenn andere Erziehungsmaßnahmen bei den Bewohnern nicht mehr greifen – Schneebälle lassen sich übrigens prima einfrieren.

Seit über fünf Jahren ist das Haus Brunhilde eine strikte Nichtraucherzone – von dem ungemütlichen Raucherraum im Erdgeschoss mal abgesehen. So ist es rechtlich für alle niedersächsischen Heime vorgesehen. Dabei soll es noch Bundesländer geben, in denen es Heimzimmer für Raucher oder wenigstens eine Raucherecke auf jeder Etage gibt. Aber auch bei uns sind Feuermelder an den Decken in der ein oder anderen brenzligen Situation unverzichtbar, denn die vielen Regeln werden nicht immer von allen strikt eingehalten.

»Bring mir mal 'ne Fluppe, Sven!« Erwin Kroll saß im Fernsehsessel und guckte eine Quizshow. Das Wort *bitte* kannte er nicht. Würde aber jetzt auch nicht helfen.

»Nee, Erwin, hier drin darfste nicht rauchen. Soll ich dich noch schnell auf den Balkon begleiten, bevor die Nachtwache kommt?«, fragte ich.

»Jetzt auf den Balkon? Nee, wieso das denn?«

»Na, wenn du eine rauchen willst.«

»Rauchen? Ja, gute Idee. Gib mir eine.«

»Im Zimmer darfst du nicht rauchen, dann musst du auf den Balkon.«

»Wer hat das denn zu bestimmen? Hat das mein Neffe angeordnet? Der hat gar nichts zu sagen.«

»Nee, im ganzen Heim darf nicht geraucht werden. Haste noch nichts vom Nichtraucherschutzgesetz gehört?«

»Bist du denn Nichtraucher?«, fragte er zurück, statt zu antworten.

»Nee, ich rauche auch. Das weißt du doch.«

»Ja, wer zum Teufel soll denn dann hier geschützt werden? Ist doch außer uns keiner im Zimmer.«

»Seh ich auch so, aber nach uns richtet sich ja keiner. Also, wenn du jetzt nicht auf dem Balkon rauchen willst, dann muss ich mal weiter, Erwin. Schönen Abend noch …«

»Ja, danke.«

Ich war schon fast aus der Tür, da rief er:

»Ach, Sven, kannste mir mal 'ne Fluppe vorbeibringen?«

Puuhhhh, nicht mehr lange und auch mein abgesunkener Nikotinspiegel schlägt Alarm.

Ich steckte den Kopf also noch mal durch die Tür.

»Ich hab jetzt gleich Feierabend, Erwin, aber ich sag Ayshe Bescheid«, antwortete ich.

Da in Quizshows eher selten geraucht wird, standen die Chancen gut, dass er die Zigarette schnell wieder vergessen würde. Was er natürlich auch tat.

Ich aber freute mich schon ganz doll auf meine erste Feierabendfluppe.

Die meisten meiner nichtrauchenden Kolleginnen, ganz vorn dabei Mathilde, würden am liebsten allen Bewohnern mit ihrem Einzug ins Heim das Rauchen abgewöhnen – und sicher wünschen sie sich auch eine Klausel in den Arbeitsverträgen des Personals, die es Pflegerinnen und Pflegern generell untersagt, nikotinabhängig zu sein.

Rita Paulsen, eine meist ausgeglichene und gerne auch mal freche Bewohnerin, tigert so alle paar Monate durchs Haus auf der Suche nach einer Zigarette. Nach eigener Aussage hat sie früher wie ein Schornstein gequalmt. Hab ich Schicht, bekommt sie von mir eine spendiert, und schon gibt sie Ruhe. Danach hat sich das Rauchen für die nächsten Monate wieder erledigt.

Als ich letztens zur Spätschicht antrat, hörte ich Rita schon von weitem.

»Feuer, hast du mal Feuer? Hat hier denn keiner Feuer?« Ihre kratzige Stimme klang schon ganz dünn, also wollte ich nachhören, was los war.

Doch da fing mich Mathilde ab und ging ohne Begrüßung gleich in medias res.

»Nee, Sven, du willst die jetzt aber nicht rauchen lassen, oder? Die läuft hier schon seit sechs Uhr heute Morgen über die Flure und macht uns verrückt deswegen.« Mathildes Kopf zuckte verärgert beim Sprechen und ihre Prinz-Eisenherz-Frisur wippte zackig im Takt dazu. »Die soll sich das ja nicht wieder angewöhnen. Sie hat sich anscheinend schon im Schwesternzimmer großzügig an Peggys Schachtel bedient. Ist ja auch nicht nötig, dass ihr das Zeug immer offen rumliegen lasst, das animiert die Alten doch nur. Ich bin schon völlig fertig, so eine Nerverei mit dem Rauchen. Da geht es auch ums Prinzip.«

»Hallo auch, Mathilde. Ja, die Übergabe können wir selbstverständlich gleich hier auf dem Flur machen. Übrigens, in meiner Schicht habe ich die Verantwortung über die Station. Alles klar?«

»Also Sven, das ist wirklich das Allerletzte.« Mathilde rauschte beleidigt in Richtung Schwesternzimmer ab.

»Du hast sicher Feuer, Sven, ja?« Ritas deprimierte Miene entspannte sich etwas. Ihre hängenden Schultern strafften sich. Ihre Stimme klang wieder voller. Ich hakte sie unter und ging mit ihr zum Gemeinschaftsbalkon, wo sie sich erschöpft von dem morgendlichen Flurmarathon in einen der Stühle sinken ließ, die knorrigen Beine in der weiten Baumwollhose übereinanderschlug und mir ihr Gesicht mit der Zigarette im Mundwinkel entgegenstreckte. Dann paffte sie ein, zwei Mal und zitierte gutgelaunt Wilhelm Busch:

»Drei Wochen war der Frosch so krank. Jetzt raucht er wieder, Gott sei Dank!«

Und siehe da, während der folgenden Spätschicht verlangte Rita nach keiner weiteren Zigarette.

Nur am nächsten Morgen klopfte sie hektisch an die Scheibe vom Schwesternzimmer. Aber es ging nicht ums Rauchen.

»Sven, komm schnell, auf dem Balkon ist jemand gefallen und blutet!«

Wie der Blitz eilte ich zum Gemeinschaftsbalkon, aber

der war menschenleer. Und nicht mal eine Blutspur zu sehen. Ich stutzte und beschloss, die Sache zu klären.

»Da ist niemand, Rita«, sagte ich.

»Jaja, Sven, musst mir auch nicht alles glauben.«

Frech wie immer, die Rita. So mag ich sie.

Zurzeit haben wir drei starke Raucher auf der Station: Erwin Kroll, Georg Weber und Josefine Möckel – und die sehr selten rauchende Rita. Unter den Ü70ern gibt es insgesamt nur wenige Frauen, die rauchen oder geraucht haben, das war früher anscheinend eindeutig noch eine Männerdomäne. Heute ist das anders. Von den zahlreichen Praktikanten, die in den letzten Jahren bei uns auf der Station waren, rauchten viel mehr Mädchen als Jungen. Bei den älteren Quereinsteigern hält es sich die Waage.

Von meinen Kolleginnen raucht etwa ein Drittel, aber viele schaffen es, als Genussraucherin nur außerhalb des Dienstes zu rauchen. Für mich jedoch gilt: Rauchen geht immer!

Wenn Josefine Möckel nicht raucht, dann nur, weil sie selbst keine Zigarette hat und es keinen Raucher in der Nähe gibt, bei dem sie schnorren kann.

»Willste auch eine rauchen?«, fragt mich Josefine mindestens fünfmal am Tag. Jetzt rollte sie gerade Richtung Gemeinschaftsbalkon.

»Nee, im Moment nicht, muss das Geschirr hier noch wegräumen.«

»Komm, EINE Zigarette!«

»Nee, ich habe gerade eben erst in der Pause geraucht.«

»Dann halte den Aschenbecher, während ich rauche.«

»Ja sicher, so sehe ich aus.«

»Dann setz dich dazu!«

»Nee, nee, ich hab kurze Ärmel, das ist mir zu kalt.«

»Mein Gott, bist du zimperlich.«

»Rauch mal schön allein.«

»Deine Mutter ist auch froh, wenn du hier am arbeiten bist, oder?«

»Wieso?«

»Dann muss sie dich in der Zeit nicht ertragen.«

»Warte nur, du bist gleich wieder die Erste, die nach mir schreit, garantiert.«

»Bild dir mal nix ein!«

Zwei Minuten später brüllte sie vom Balkon aus:

»Sveeeen!« – Obwohl ich ganz in der Nähe den Geschirrwagen Richtung Küche schob.

»Josefine, ich kann nicht, ich telefoniere mit meiner Mutter, muss die ein wenig nerven, das geht nämlich auch per Telefon klasse!«

»Lass den Quatsch. Nu komm mal!«

»Was ist denn?«

»Ich hab kein Feuerzeug.«

»Ach, schau mal einer an. Jetzt brauchst du mich wieder.«

»Nu red nicht so blöd und gib mir Feuer!«

»Na, wenn du mich so nett bittest, da kann ich ja gar nicht nein sagen …«

Meine Kolleginnen kommen mit Josefines harschen Ansagen oft nicht klar, ich mag die genau deshalb, sie verstellt sich wenigstens nicht.

»KOMM MAL HER!«, rief sie ein anderes Mal fordernd.

»Gleich, Josefine, ich muss schnell die Papiere in der Verwaltung abgeben.«

»Du sollst mal herkommen! ... Sofort! ... HIIIIIIIILFE!«

»Sach mal, was soll das?«

»Ich rufe die Polizei!«

»Ich halte dich nicht davon ab.«

»Verdammt noch mal, nu hilf mir, Sven.«

»Was ist denn los?«

»Ich will mal eine rauchen.«

»Und ich will diese Papiere loswerden.«

»Ich sag dem Heimleiter, dass du dich nicht um mich kümmerst.«

»Dann rufe ich deinen Hausarzt an. Ich erzähle ihm, dass du mich beißen wolltest. Dann schreibt der nette Beruhigungsmittel auf, und ich kann endlich meine Papiere hier nach unten tragen.«

»Unverschämtheit.«

»Ja, sehe ich auch so.«

»Nu bring dein Altpapier da weg und schieb mich dann endlich auf den Balkon zum Rauchen.«

Wie befohlen, so getan.

Fünf Minuten später schiebe ich Josefine zum großen Balkon.

»Musst mir aber eine Kippe leihen, Sven.«

»Hä? Leihen? Ich habe dir schon tausend Zigaretten ›geliehen‹.«

»Ach so, ich dachte, du hättest Alzheimer und wüsstest das nicht mehr.«

Gewiefte Dame, diese Josefine!

Kürzlich fuhr Josefine Möckel über den Flur und brüllte: »LALALALALALALALALALALALAAAAAAAAAAAAAAAAAAL-ALALALALALALALALALALALALAAAAAAA!«

»Ey, was soll das, Josefine? Spinnst du jetzt?«, fragte ich. Ich war auf dem Weg zum Zimmer von Frau Meyer, die ihren Gehstock im Speisesaal vergessen hatte.

»Hier kümmert sich keiner um mich. Ich dachte, es hilft, wenn ich schreie«, sagte sie ruhig und schaute auf den Stock in meiner Hand. »Ist es schon so weit mit dir?«

»Damit kriegen Bewohner, die schreien, eine übergezogen«, sagte ich.

»Ja, ich kenne das. Haust mich immer. Ich werde das melden. Beim Chef«, klagte sie todernst.

»Mach das. Der kriegt dann auch eins mit dem Stock übergebraten. Und du danach auch noch mal«, sagte ich.

»Oh, wie gewalttätig du bist, Sven! Dann fahre ich jetzt weg und schreie um Hilfe!«

»Nein. Vorher packe ich dich ins Bett. Nackt. Ohne Decke und Matratze«, hielt ich dagegen.

»HA. Hast sicher noch nie eine nackte Frau gesehen, was?«

»Ich spare mich für die Ehe auf, Josefine.«

»Hör ihn dir an! Wer es glaubt!« Jetzt lachte sie. Ein tiefes, ansteckendes Lachen.

Ach, und warum sie so laut *Lalala*te? Die Gute hatte mal wieder kein Feuer für ihr Zigarettchen.

Josefine Möckel würde auch noch rauchen, wenn sie bettlägerig (ein Bett passt locker auf den großen Balkon), gelähmt und hochdement wäre. Und wer weiß, vielleicht würde ich ihr zu Weihnachten dann auch eine per Befehl steuerbare elektrische Rauchhilfe schenken, die ihr die Zigaretten an den Mund hält, Feuer gibt und die Asche im Aschenbecher abstreift.

Apropos Asche ... Als ich mit Rita, Josefine und meiner Kollegin Martina kürzlich rauchend auf dem Balkon saß, fragte Josefine nach einer Weile:

»Schwester, können Sie mir mal die Zigarette ausmachen? Ich komme nicht an den Ascher dran!«

»Klar, Frau Möckel«, sagte Martina, die neben ihr saß, und streckte ihre Hand nach dem Glimmstengel unserer fleißigsten Raucherin aus. Nur dass da nichts mehr glimmte.

»Frau Möckel, wo ist denn die Glut von Ihrer Zigarette?« Martina beugte sich vor.

Ich beugte mich vor.

Rita neben mir lehnte sich zurück und zog an ihrer Zigarette.

Josefine sagte:

»Keine Ahnung.«

Im gleichen Moment stieg Rauch zwischen Josefines Beinen auf.

»Oh Gott, Frau Möckel, Sie brennen ja!«, rief Martina panisch.

»Ja? Ich merk nichts«, antwortete Josefine.

Martina griff nach ihrer Trinkflasche am Boden und goss den Inhalt über Josefines Beine.

»Mensch, hör auf! Was soll das? Jetzt bin ich klatschnass.«

»Aber Sie haben doch gebrannt!«, verteidigte sich Martina.

»Ja und? Besser als das hier«, fauchte Josefine.

»Oh Mann, hier geht's ja rund«, sagte ich zu Rita neben mir.

»Ja, so lebendig kenne ich die Frau Möckel gar nicht«, gab sie rauchend zurück.

»Aber wirklich, Josefine«, sagte ich. »Hast uns 'nen ganz schönen Schrecken eingejagt!«

Fazit: Der Wasserfleck trocknete natürlich, aber das Loch im Schritt der Hose musste geflickt werden.

Die Balkone des Heims werden jedoch nicht nur von Rauchern genutzt, sie sind auch beliebte Orte fürs Austauschen von Klatsch und Tratsch. Umso verdächtiger kam mir eine größere Gruppe Bewohner vor, die vor einer Weile schweigend an der Balkonbrüstung stand. Wie in Zeitlupe wandten sich die Köpfe nach rechts, dann wieder nach links, also lieber mal nachgeschaut, was Sache war.

»Na, scheint die Sonne?«, fragte ich, und erschrocken drehte sich die ertappte Meute um.

»Sehen Sie sich das mal an, Sven«, sagte Gisela Schlesig.

Sie machte mir Platz, und ich quetsche mich in die Reihe.

Herr Traube, der Fotograf aus einem der Nachbarhäuser, der auch sein Studio in der Straße hatte, ging halb nackt über die Straße, auf und ab. Ob er über etwas nachdachte? Vielleicht, wo er sein Hemd, seine Socken und seine Schuhe gelassen hatte? Oder woher der große Fleck vorn auf seiner hellen Anzughose rührte?

Na, jedenfalls hatten die Bewohner ihren Spaß und ein nachhaltiges Gesprächsthema.

»Hast du das Schild im Fenster vom Fotostudio gesehen, *Wegen Krankheit geschlossen?*«, fragte Georg Weber.

»Ja, da hat er recht, der Herr Traube, Alkoholismus ist ja auch 'ne Krankheit«, stellte Gisela Schlesig fest.

Es ist jedoch nicht so, dass nur die Bewohner die Aussicht vom Balkon für Sozialstudien nutzen. Auch meine Kolleginnen und ich konnten schon einige Tragödien und Komödien von unserem Balkon am Schwesternzimmer aus beobachten.

Wir schauen nämlich direkt auf den Mitarbeiterparkplatz des Krankenhauses gegenüber, und tatsächlich eignen sich Ärzte und Krankenpflegepersonal auch im wahren Leben hervorragend für Daily Soaps.

Einer der Docs zum Beispiel hatte sich die neueste Auflage des amerikanischen Sportwagens Corvette gekauft. Bereits aus der Ferne war der Wagen zu hören. Aber nicht etwa der schnurrende Motor. Man hörte mehr etwas Schleifendes – die Kupplung womöglich?

Keine Minute später kam der Asphalt-Cowboy, seines Zeichens Chirurg, mit seinem knallroten neuen Schlitten vorgefahren. Und suchte einen Parkplatz. Gas, Kupplung, Motor aus. Neustart, Gas, Kupplung, Motor aus … Super Show, und das ging etwa zwei Minuten lang so weiter. Anscheinend wurde der Wagen gerade erst zugeritten.

Heiko, der sein freiwilliges soziales Jahr bei uns angefangen hatte, schüttelte sich vor Lachen und konnte gar nicht mehr aufhören. Selbst nicht, als sich der Doc in Karohemd und Jeans beinahe mitleiderregend aus dem Auto hievte und beschämt zu uns heraufschaute.

»Der hat Rücken«, kommentierte Jule, meine Lieblingspflegehelferin, mit der ich seit Wochen endlich mal wieder Schicht hatte.

»Kein Wunder, in dem Alter fährt man ja auch besser höhergelegte Wagen in Geländeoptik«, schlaumeierte ich amüsiert.

Das war Anfang Juli.

Die folgenden Wochen vernahmen meine sensiblen Gehörgänge selbst im hintersten Zimmer der Station, wenn der Doc seinen schicken Sportwagen mal wieder malträtierte.

Aber dann, eines Tages, fuhr der Chirurg mit einer neuen, silbernen Corvette C6 vor – und meine gespitzten Ohren registrierten auch sogleich deren dezentes Automatikgetriebe. Damit kam unser Asphalt-Cowboy eindeutig besser klar. Nur dem Rücken half weder das andere Getriebe noch die neue Farbe.

Eigentlich ist die Gegend um das Heim herum eher ruhig, die Autogeräusche der einparkenden und startenden Wagen mal ausgenommen. Umso überraschter waren Steffi und ich, als beim Betreten des Balkons für unsere erste Raucherpause an einem Hochsommertag eine schrille Frauenstimme zu uns herüberhallte.

»WEITER, WEITER, WEITER, WEITER, WEITER ...!«

»Was ist denn da los?«, fragte ich mit Blick auf Heiko, der seine heruntergebrannte Zigarette gerade umständlich im Aschenbecher ausdrückte.

Steffi lauschte angestrengt.

»Hört sich an, als würde im Krankenhaus jemand gequält«, meinte sie.

»Das geht schon länger so«, sagte Heiko, gab Steffi und mir Feuer und zündete sich dann selbst auch noch eine Zigarette an. Heiko als freiwilliger Helfer gönnt sich öfter mal eine ausgiebige Raucherpause.

»Das ist bestimmt eine Physiotherapeutin, die einem Schlaganfallpatienten wieder das Laufen beibringt.«

»Oder da treiben es zwei in der Besenkammer, und sie kann nicht genug von ihm bekommen«, scherzte ich.

»Hahaha, Sven, du bist wirklich ein Spinner«, sagte Steffi und tippte sich gegen die Stirn. »Immer musst du …«

Da verstummten die Rufe plötzlich. Und Steffi auch.

Jetzt brüllte jemand anderes. Jemand ganz Kleines, dem hilflosen Krähen nach. Ein Neugeborenes. Das erste Babyweinen, das die Lungen flutete. Steffi, Heiko und ich saßen für einen kurzen Moment ganz andächtig da. Eine Geburt erlebt man in einem Altenheim schließlich nicht jeden Tag. Okay, rein akustisch mag es ähnliche Vorgänge geben. Aber das hier war für uns wirklich ein besonderer Moment!

Da musste jemand zu unserem Babyglück vergessen haben, im Krankenhaus ein Fenster zu schließen.

Balkone beleben durch ihre Blumenkästen auch den Gesamteindruck eines Hauses. Selbst wenn es nur die üblichen Geranien sind, die da blühen. An einem sonnenwarmen Frühlingstag saßen zum Nachmittagskaffee sechs Bewohnerinnen auf dem Gemeinschaftsbalkon und schwiegen vor sich hin. Ich fragte, wer Kaffee und Kuchen haben wolle. Alle nickten.

Als ich mit dem Kaffeewagen zurückkam und die erste Tasse einschenkte, sagte Lotte Küster:

»Du Sven, mach doch da mal die eine Geranie weg, die ist ja schon ganz welk. Die sieht wirklich nicht mehr gut aus.«

Ich hielt inne.

Die sechs Damen blickten mich erwartungsvoll an.

»Ich kenne da noch etwas, das welk ist und nicht mehr so gut aussieht!«, sagte ich, ohne eine Miene zu verziehen. Dann goss ich weiter Kaffee ein.

Eine ganze Weile lang herrschte irritierte Stille.

»Das ist mal wieder typisch – er meint natürlich uns! Aber

wir kennen dich ja, Sven.« Bertha Lüders hatte sich als Erste wieder gefasst.

Und dann kicherten und lachten die sechs, und es wurde noch ein richtig fröhlicher Balkonnachmittag.

Ach, ich sag ja, ein Altenheim ohne Balkone geht gar nicht!

6. Sündenpfuhl Altenheim

Sven! Sven!«
Ruft da nicht ...?
Ich will gerade nachschauen, was in Zimmer 21 los ist, werde aber von Josefine Möckel von der Seite frivol angequatscht.

»Ey, netten Schwanz haste da!«
Öhhh, so unverhohlen kommt das etwas plump rüber. Aber was nun mal nicht zu leugnen ist ...
»Danke, ja, das sagen alle.«
»Kann ich den haben?«
»BITTE?«
»Na, deinen Schwanz, kann ich den haben?«
»Meinen Schwanz?!? Wofür?«
»Für meine Enkelin!«
»Für deine Enkelin? Die war doch heute noch mit deiner Tochter hier, ist die nicht erst 14 oder 15 Jahre alt?«
»Ja, kann sein, die mag so was trotzdem gerne, da redet sie auch ab und zu von.«
»Ähm, eure Familie ist ja schräg drauf.«
»Wieso? Das mögen die Kinder von heute gerne!«
»Na, wenn das so ist.«
In diesem Augenblick kommt eine andere Bewohnerin und zieht an meinem Sch... – Schlüsselband. Da war der Groschen dann auch bei mir gefallen. Das breite Band hing

mir hinten aus der Hosentasche, in die stopfe ich den Schlüssel immer rein.

»Bringst du mich ins Zimmer, ich würd mich gern ein bisschen hinlegen?«, hatte mich Josefine tags zuvor gebeten.

Im Zimmer angekommen, verhedderte sie sich beim Ausziehen des Pullovers in den Ärmeln. Ich half ihr natürlich.

»Machst du das eigentlich öfter?«, fragte sie.

»Klar. Mehrmals am Tag!«, sagte ich.

»Oh, schau an. Na ja, ich mache das nicht so oft. Schon gar nicht, ohne die Person vorher kennengelernt zu haben«, versicherte sie mir.

»Na, wir kennen uns doch schon länger, Josefine.«

»Schon. Aber dass du jetzt so rangehst …«

Ich glaube, irgendwie redeten wir aneinander vorbei. Mal nachgefragt:

»Was meinst du denn, was ich hier mache, Josefine?« Zugegebenermaßen hatte ich einen kleinen Kloß im Hals.

»Na, du willst mit mir ins Bett«, antwortete sie mit einem Lächeln.

»Erst mal bring ich dich in dein Bett, und dann schauen wir weiter«, sagte ich. Und hüstelte verlegen.

»Willst dir Zeit lassen mit mir. Schön«, sagte sie.

»Ja, ich komme später …«

Huch, was red ich denn da?

Der Kloß im Hals schwoll gefährlich an.

»Also ich komme später in dein Zimmer rein … BIS SPÄTER!«

Uiuiui, das war rein redetechnisch aber ein ganz schön heißes Pflaster. Und halstechnisch ein ganz schön großer Kloß.

Jetzt würde mir nur noch Josefines Sohn fehlen. Guido Möckel. Ein Friseur mit Fernfahrerseele. Kein Wunder, dass der noch Junggeselle ist.

Der hatte mich vor ein paar Wochen doch tatsächlich mit dieser Frage begrüßt:

»Na, haste meine Mutter gerade flachgelegt?«

»Äh, ja, die liegt im Bett. Macht ihr Mittagsschläfchen«, hatte ich geantwortet, ohne auf den Altherrenwitz einzugehen. Da hätte er auch gleich fragen können:

»Was reimt sich auf Uschi?«

Aber er gab nicht nach.

»Hahahaha, flachgelegt! FLACHGELEGT, VERSTEHSTE? Kennste die Bedeutung? Ich habe das in der Reha-Klinik immer gesagt, in der ich mal einen Salon hatte, das gab Spaß! Was haben wir gelacht …«

Seine Freude wollte gar kein Ende nehmen. Warum er den Salon wohl nicht mehr hatte?

»Ja, schon gut«, sagte ich gedehnt.

Eine Woche später, ich saß gerade im Schwesternzimmer, steckte er den Kopf durch die Tür und rief:

»Naaaa, haste meine Mutter heute wieder flachgelegt?« Minutenlang stand er im Türrahmen und klopfte sich auf die Schenkel vor Lachen. Guido ist zwar nur sechs Jahre älter als ich, aber irgendwie muss der eine komplett andere Generation sein. Und er wollte es anscheinend wissen.

»Du, heute nicht«, antwortete ich ernsthaft. »Da war ein Bewohner von der ersten Etage schneller … Der Herr Stecher ist noch ein ganz Rüstiger! Ein ganz großer Frauenversteher, und er macht seinem Namen alle Ehre! Also, der hat deine Mutter so was von flachgelegt. Huuuuuuuui! Aber nicht im Bett. Auf dem Tisch.«

Jetzt guckte der Sohn.

»Wie? Herr Stecher? Meine Mutter? Was!?!«

»Ja, so habe ich das hier auch noch nie erlebt. Das gab Spaß! Ich habe deine Mutter laut lachen gehört«, erzählte ich freimütig.

»Ähm … verarscht du mich?«, fragte Guido.

»Bitte? Jetzt geht's aber los hier! Die haben wirklich zusammen Memory gespielt. Und jeder hat die passenden Teile flach auf den Tisch gelegt. Verstehste? Flachgelegt. HAHAHA. FLACHGELEGT, VERSTEHSTE?«

Danach ist der Sohnemann erst mal schnell zu seiner Mutter geeilt.

Vorige Woche kam er wieder zu Besuch, diesmal nickte er bloß zur Begrüßung. Doch als er ging, rief er mir zum Abschied »Sack!« zu. War aber nett gemeint. Er grinste dabei.

Wer denkt, dass mit dem Verlust von Spannkraft bei Haut und Bindegewebe sowie einer altersbedingten Reduktion des Erinnerungsvermögens auch die Lust am Leben und an der Liebe verloren geht, der ist völlig falsch gewickelt. Und jetzt mal ehrlich, das ist doch auch gut so.

Elisabeth Teuber, 85 Jahre jung, rief mich einmal zu sich.

»Na, alles in Ordnung, Elisabeth?«, fragte ich.

»Mmmh, doch.«

»Schön.«

»Willste mit?«, fragte sie leise.

»Wohin?« Ich beugte mich etwas vor, um sie besser zu verstehen.

»In mein Bettchen. Mit mir!«, raunte sie.

Huch.

»Ja, später gern, muss aber erst meine Arbeit erledigen.«

»Schön! … Aber ich will kein Kind, mein Freundchen, dass dir das klar ist! Da musst du aufpassen!«

»Kein Problem.«

Hab für die Abendpflege dann doch lieber die Aushilfe ins Zimmer geschickt.

»Na, haste die Klamotten wieder an?«, fragte mich Elisabeth am nächsten Tag, als ich nach dem »Herein!« ihr Zimmer betreten hatte.

»Soll ich hier etwa nackt arbeiten?«, fragte ich.

»Nun ja …« Ihre dünnen Lippen verzogen sich zu einem breiten Grinsen, und die Falten in ihrem Gesicht schienen belustigt zu tanzen.

»Was guckst du so merkwürdig?«, fragte ich.

»Du kannst ruhig wieder zu mir ins Bett springen, so wie letzte Nacht. War doch schön!«, sagte sie.

Ist Alzheimer eigentlich ansteckend? Irgendwie musste ich da etwas Wesentliches verpasst haben …

Als Annegret Söder auf unserer Station eingezogen war, hatte sie mich verschwörerisch gefragt:

»Haste 'ne Freundin?«

Das war vor drei Jahren.

»Was ist, wenn ich keine Freundin habe?«, hatte ich zurückgefragt.

»Dann kannste dich zu mir ins Bettchen legen, ich bin ledig.«

Annegret Söder ist inzwischen ein Schwerstpflegefall. Spricht fast gar nicht mehr, höchstens mal ein schwaches »Hallo!« kommt über ihre dünnen Lippen.

Ich bin froh, dass ich sie in den letzten Jahren noch so lebendig und voller Humor erlebt habe.

Frau Söder war es auch, die bereits kurz nach ihrem Einzug eine höchst eigenwillige Freundschaft mit Frau Zeise verband. Die beiden saßen fast jeden Tag zusammen, fragten, wo denn die andere sei, wenn diese mal nicht an ihrem Platz im Gemeinschaftsraum saß. Doch sie blieben immer beim Sie.

»Hier, hör mal, die Frau hier, die will nicht mit mir Karten spielen!«, beschwerte sich Annegret mehr als einmal bei mir. Das folgende Gespräch lief dann meist so ab:

»Mache ich auch nicht. Die Frau hier hat ja nur Karten im Kopf.«

Frau Zeise, die aufgrund ihrer Parkinson-Erkrankung im Rollstuhl saß, schüttelte abfällig den Kopf.

»Ab und zu, sicher. Aber für die Frau hier ist Kartenspielen eine Sünde! Stell dir das mal vor, Sven!«

»Jaaaa, ist auch eine Sünde. Immer nur an Karten denken, das geht nicht«, eiferte sich Frau Zeise.

»Oh, da kann ich momentan gar nicht weiterhelfen«, antwortete ich.

»Warum nicht?«, fragten beide Damen fast gleichzeitig.

»Na, ich denke den ganzen Tag nur an Schnaps und Frauen«, sagte ich.

»Och, Schande, so etwas sollten Sie nicht tun. Nein, aber nein!«, rief Frau Zeise empört.

»Hahaha, klasse, so ist es richtig in deinem Alter, Sven, ich finde das gut!«

Das war Annegret, leibhaftig und lebendig.

Leibhaftig, lebendig und – bis auf die Hausschuhe – im Adamskostüm kam mir einmal Erwin Kroll auf dem Flur entgegen.

Ich fragte: »Erwin, wie geht es dir?«

»Gut. Danke.«

»Ziemlich kühl heute, oder?«

»Ein wenig.«

»Dann zieh dir doch mal was an, wir sind hier doch nicht am FKK-Strand.«

»Ja, mein Gott, mach ich. Du bist auch so ein richtiger Freund der Baumwolle, ja?«

Irgendwie kam ich mir spießig vor.

Ich könnte von so manchem Bewohner tatsächlich noch etwas lernen, auch was den Umgang mit dem anderen Geschlecht betrifft. Als ich kürzlich neben Heinz Gundlach auf dem großen Sofa im Flur saß, eilte Jule, meine Lieblingskollegin, mit einem beladenen Wagen Richtung Wäschekammer an uns vorbei.

Heinz raunte:

»Du, die kannste doch nicht einfach so vorbeiziehen lassen!«

»Doch, kein Problem«, antwortete ich.

»Ach. So ein hübsches Mädchen, da muss man was machen«, sagte er.

»Ja, was denn? Gib mir mal 'nen Tipp«, bat ich ihn.

»Du gehst hin, sagst ›Hallo, schöne Frau, wie geht's? Wollen Sie einen Kaffee mit mir trinken?‹, und dann geht alles seinen Gang«, erklärte er.

Nach einer Minute kam Jule mit leerem Wagen zurück.

»Warte, ich probiere es aus«, flüsterte ich Heinz zu.

»Hallo, schöne Frau! Wie geht's? Wollen Sie einen Kaffee mit mir trinken?«, fragte ich Jule.

Ich deutete mit dem Kopf unauffällig auf Heinz.

»Oh, ja, nett, dass Sie fragen, gerne«, sagte Jule und spielte mit.

»Ach nee, ich schaue lieber doch erst mal, ob ich nicht was Besseres finde«, ruderte ich zurück.

»Wie Sie wünschen«, gab Jule zurück und war auch schon weiter.

Heinz schaute mich an, als wäre ich gerade mit einem Ufo neben ihm gelandet.

»Du – du lässt die Frau so einfach gehen?!?«, stotterte er ungläubig.

»Sicher. Ich suche mir was Besseres«, sagte ich. Und dann setzte ich noch eins drauf: »Du, wer es sich erlauben kann …«

»Na, du bist mir einer!« Er grinste über das ganze Gesicht und seine Augen funkelten.

Aber ich hätte wohl auf ihn hören sollen, denn etwas Besseres als Jule hab ich in der Schicht nicht mehr gefunden.

Alles andere als vorbildhaft verhielt sich kürzlich der 88-jährige, geistig und körperlich recht rüstige Bewohner einer anderen Station, der wegen eines Gelenkproblems vorübergehend Hilfe beim Waschen benötigte.

Er fragte bei der Abendpflege eine Schülerin, ob sie auch gewaschen sei. Nachdem sie das bejahte hatte, fragte er, ob sie »unten rum« einen Lappen benutze. Wenn ja, dann würde er es ihr mal so richtig mit der Zunge besorgen. Da könnten die jungen Burschen nicht mithalten.

Hm … Das musste mit dem forschen Bewohner natürlich geklärt werden. Solche Aktionen gehen gar nicht.

Steffie erzählte in einer Pause mal Folgendes:

»Der Erwin war gestern mal wieder heftig drauf. Als ich reinkam, sagte er, er wolle die Rüben ernten. Als ich nachfragte, was er damit meine, zog er die Bettdecke fort, lag nackt im Bett und spielte mit der Hand am Glied. Oh Mann, ich hab ihm ruhig erklärt, dass da keine Rüben zu ernten seien und er sich doch bitte wieder anziehen solle, aber er meinte, doch, eine Rübe habe er gefunden. ›Na, dann ernten Sie sie‹, hab ich geantwortet und wollte das Zimmer verlassen. Da sagt der doch tatsächlich, er wolle die Rübe vorher noch wässern … Hilfe, Sven, ich dachte der uriniert mir jetzt das ganze Bett voll! Irgendwie konnte ich ihn überreden, erst mal zur Toilette zu gehen. Danach hatte sich das mit der Rübe zum Glück erledigt und er hat das Fußballspiel eingeschaltet.«

Der Erwin hatte Glück, dass er an Steffi und nicht an Mathilde geraten war. Für Letztere ist alles, was im weitesten Sinne mit Sexualität zu tun hat, ein Graus. Also ich meine jetzt beruflich, zu der privaten Mathilde kann und will ich hier gar nichts sagen. Und sie ist auch ganz gewiss nicht die Einzige, bei der die Lust der Bewohner ein Tabuthema ist. Sexualität im Alter ist nach meiner Schätzung für mehr als die Hälfte des Pflegepersonals ein absolutes No-go.

Wie dumm nur, dass gerade dementen Patienten früher oder später auch die moralischen Schranken abhandenkommen. Scham kennen Menschen im fortgeschrittenen Demenzstadium oft nicht mehr. Die körperliche Lust jedoch bleibt bei vielen lebendig, und bei einigen steigert sich der Sexualtrieb sogar massiv.

Mathilde reagiert bei solchen Zwischenfällen regelrecht geschockt und flüchtet geradezu.

»Du, Sven, geh doch mal zu Herrn Kroll. Das muss aufhören«, sagt sie dann zum Beispiel.

Gott, es gibt doch wohl Schlimmeres als einen masturbierenden alten Mann!

Okay, Mathilde sollte nicht jedes Mal so genau untersuchen wollen, um welches Sekret es sich auf der Klobrille handelt. Ihr Putzfimmel ist nicht weniger massiv als der Sexualtrieb von Erwin.

Es ist nun mal kein einfaches Thema, jeder hat auch noch im hohen Alter ein Recht darauf, seine körperlichen Bedürfnisse zu befriedigen. Wir Pfleger und Pflegerinnen können nur dafür sorgen, dass die Intimsphäre der Menschen gewahrt bleibt. Exhibitionistisch veranlagte Typen machen einem das nicht gerade leicht. Aber auch hier ist ein Altenheim immer nur ein Querschnitt der Gesellschaft, bei uns gibt es alles, was es »draußen« auch gibt. Ich rege mich darüber nicht auf, sondern reagiere je nach Laune und Situation mal mit einem nachsichtigen Grinsen, mal mit einer strengen Ansage. Fürs Echauffieren hab ich ja Mathilde, Helga und die zahlreichen Praktikantinnen und Schülerinnen.

Ich wundere mich manchmal, wie direkt manch alte Damen Dinge zur Sprache bringen, die selbst mir die Schamesröte ins Gesicht trieben, würde nicht so viel Wahrheit darin stecken.

Als ich im gut besuchten Speisesaal auf unserer Etage im

Vorbeigehen leicht den Rollstuhl von Frau Zeise anrempelte, sah sie mich erbost an.

»'tschuldigung«, sagte ich und ging schon unbekümmert weiter.

»Ja, ja, junger Mann. Sie bumsen wohl gerne Frauen an, wie?«, schallte es hinter mir her.

Ja, was soll ich dazu sagen? Welcher heterosexuelle Mann mag das nicht?

»Sicher bumse ich gerne die Frauen«, antwortete ich ehrlich.

»Habe ich mir gedacht. Hören Sie damit bei mir aber auf!«

»Ja, verstanden, mach ich nie wieder!«, versprach ich.

Danach gab es für mich einen Anschiss von Mathilde, Helga und Praktikantin Pia.

»Ja, verstanden, mach ich nie wieder!«

Und versprochen ist versprochen und wird auch nicht ... äh ...

»Na, was gibt's zu schimpfen?«, fragte ich am Nachmittag Frau Gerlach, die in ihrem Zimmer wie ein Rohrspatz krakeelte.

»Ach, ich bekomme meine Strumpfhose nicht an!«

»Kommen Sie, ich helfe Ihnen schnell mit Ihren Strapsen«, sagte ich.

Ups, wieder so eine unvorsichtige Bemerkung.

»Ach, hören Sie auf, Sven. Reden Sie nicht so daher! Wenn uns jemand hört.«

Die Wangen von Frau Gerlach leuchteten rosig.

»Schon gut, bin ja gleich fertig«, lenkte ich ein.

»Was? Ich soll damit ins Fernsehen?«, rief sie und wurde schlagartig puterrot.

Oh, das war nicht beabsichtigt.

»Nein. Ich bin hier gleich FERTIG!«, wiederholte ich.

»Ach, Mensch, fertig fürs Fernsehen. Schlimm, was du mit mir machst!«

Ich hab ihr dann den Fernsehsessel zurechtgerückt und das Gerät eingeschaltet. Ich bin wirklich ein Schlimmer, da hat sie schon recht.

Aber ich bin eindeutig nicht so schlimm wie Prof. Dr. Bernhard Meier, der Sohn von Käthe Meier.

»Ich bin nicht Herr Meier, ich bin Prof. Dr. Meier!«, forderte er beim ersten Zusammentreffen ein.

Jawohl, Sir!

Leider konnte man seine Titel nicht riechen, und es war in den Akten auch nichts darüber vermerkt.

Vor einiger Zeit hatte der Herr Prof. Dr. sein Handy im Zimmer seiner Mutter vergessen. Als diese es bemerkt hatte, waren schon gut zwei Stunden vergangen.

Also rief ich ihn unter seiner Privatnummer an.

»Ähm … ja, Sven, das ist ein Missgeschick meinerseits«, sagte er und hüstelte verlegen.

»Richtig.«

»Wie geht's jetzt weiter?«

»Kommen Sie die Tage noch mal ins Heim?«

»Nein, erst in einigen Wochen, Sie wissen, dass ich beruflich stark eingebunden bin.«

»Ja, Herr Prof. Dr. Meier.«

»Mmh.«

»Wir können Ihnen das Handy auch mit der Post schicken.«

»Oh ja, gerne. Aber machen Sie das Handy bitte sofort

aus. Hören Sie, Sven? SOFORT AUSMACHEN! Den roten Knopf drücken, dann ist es AUS. SOFORT.«

Roten Knopf drücken? Und ich dachte, das Handy ginge nur aus, wenn man es gegen die Wand schleudert.

»Alles klar, Herr Professor, wird erledigt.«

»Sehr nett, bis dann.«

Hallo? Warum ist der so wild darauf, dass ich sein Handy SO-FORT AUSMACHE?

Ich war überhaupt nicht neugierig, nö, nö, nö. Ich konnte bloß diesen verdammten roten AUS-Knopf nicht finden, und auf einmal war ich … im Nachrichtenmenü.

Hossa, der feine Herr Professor!

Meine Kolleginnen Martina und Helga riefen empört, ich solle das lassen.

»Oh, du mein Herkules, verpflanze deinen Stab in mir, komm schnell, Liebster!«, stand auf dem Display.

Und: »Ein paar Stunden noch, Herkules, dann bebt es und du in mir.«

Und: »Süßester Herkules, ich will deine strammen Ober-arme anfassen und dich spüren.«

Jetzt lauschten Martina und Helga gebannt meiner klei-nen SMS-Lesung.

Ja, ja, ja, ich weiß. Man schnüffelt nicht in fremden Handys. Aber mal ehrlich, wer ist der schlimmere Junge – ich oder Prof. Dr. Herkules Meier?

Bernd Bruder ist eigentlich ein ganz braver Kerl. Nur seine Demenz schlägt ihm manchmal ein Schnippchen.

»Sven, kommen Sie sofort mal her. Der Herr Bruder liegt in meinem Bett! Der muss da was falsch verstanden haben.«

Frau Schlesig war ganz aufgelöst.

Tatsächlich lag Bernd in den Kissen von Frau Schlesig und erwachte gerade aus einem Nickerchen.

»Wir haben uns eben ganz nett auf dem Flur unterhalten. Ich dachte aber wirklich, das Gespräch sei unverbindlich.«

»Wie? ... Was? ... Wieso unverbindlich?« Bernd Bruder strich sich ratlos über seine Halbglatze.

»Na unser Gespräch eben, wie ich sehe, haben Sie sich Hoffnungen auf ... tja ... mich ... mit mir ... gemacht! Sie liegen in meinem Bett. Aber so eine Frau bin ich nicht.«

»Gute Frau, raus aus meinem Zimmer!« Bernd hievte seinen schweren Körper von Gisela Schlesigs Matratze.

»Aber ... aber ... das ist mein Zimmer!?« Frau Schlesig sah mich verzweifelt an.

»Raus, alter Drache!«, schrie Bernd.

»Unverschämtheit ... SVEEEEEEEEN! Tun Sie endlich was!«

Hab ich dann auch.

»Du, Bernd, du musst mir dringend noch Anweisungen geben, wo die neue Ladung Holz hin soll. Komm doch mal mit raus ...«

So krieg ich den immer. Seine alte Tischlerwerkstatt vergisst der nicht, da ist der sofort zur Stelle, wenn man damit anfängt.

Draußen auf dem Flur hatte er das alles schon wieder vergessen und fragte:

»Sag mal, haste 'ne Tasse Kaffee für mich? Ich werd heut irgendwie nicht richtig wach.«

»Klar, Bernd. Nehmen wir aus der Küche mit in dein Zimmer. Dann machste es dir im Sessel gemütlich.«

Auch Agnes Konstanze Hummel hielt ich für eine ganz Brave. Siezt alle und sieht trotz leichter Demenz immer wie aus dem Ei gepellt aus. Letztens überraschte sie mich mit folgendem Witz:

»Sven, was hat eine alte Dame unter dem Nachthemd?«

»Keine Ahnung«, antwortete ich.

»Ein Erholungszentrum für steife Glieder«, sagte sie und lachte über das ganze Gesicht.

»Jau!«

»Aber nicht meiner Tochter erzählen, was ich dir für schweinische Sachen sage!«

Nee, die würde mir das auch nicht glauben. Ich glaub es ja selbst kaum.

Es gibt Tage, da könnte ein Besucher denken, er wäre mit Durchschreiten des Altenheimeingangs direkt in einer Lasterhöhle gelandet. Oder was hätten Sie bei folgendem Geschehen gedacht?

»Wo ist meine Muschi?«, hallte es über den Stationsflur.

Nein, das war weder ein Fall von Gedächtnis- noch von Geschlechtsverlust. Eine neue Bewohnerin der Station für Kurzzeitpflege hatte zuerst ihr Plüschtier, genauer gesagt eine Plüschkatze, und dann anscheinend die Orientierung verloren.

»Wo ist meine Muschi hin? Haben *Sie* meine Muschi gesehen?«, fragte sie jeden, der ihr begegnete.

99 Prozent der Befragten waren mehr als irritiert und nicht wenige rot vom Fremdschämen.

Genau diese Bewohnerin hatte am Tag ihrer Ankunft die Pflegerin, die sich ihr vorstellen wollte, mit folgenden Worten des Zimmers verwiesen:

»RAUS! Du hast mir meinen Freund ausgespannt. Geh dahin, wo der Pfeffer wächst.«

Ob dorthin auch Muschi verschwunden war?

Ich jedenfalls befinde mich noch immer auf Station 2 für Langzeitpflege. Und ich bin auf dem Weg zu Raum 21.

»Sven! Sven!«, tönt es wieder, und das Entsetzen ist nicht zu überhören. »Sven, ich bin schwanger!«

Die Tür steht weit offen.

»Nein, Max«, sage ich, als ich sein Zimmer betrete. Max Wilke steht krampfgebeugt da und hält sich den Bauch.

»Kann es sein, dass du den Bohneneintopf heute Mittag nicht vertragen hast, Max?«

7. Nützliches und besonders Nützliches

»Frau Haberkorn, bitte essen Sie mit IHREM Gebiss!«

Für alte Menschen gibt es viele nützliche Dinge. Für alte, demente Menschen gibt es die natürlich auch, nur sie erinnern sich nicht immer an sie oder erkennen den Nutzen dieser Gegenstände nicht mehr.

So kommt mir mehrmals am Tag Max Wilke auf dem Flur entgegen. Mit einem unsicheren, schwankenden Gang.

»Schon mal was von einem Rollator gehört?«, fragte ich beim letzten Mal frech.

»Du ... ähm ... ja, schon. Gehört habe ich davon mal, ich kann dir jetzt aber nicht sagen, was das ist«, antwortete er verlegen.

Ich hakte ihn dann unter und ging mit ihm in sein Zimmer, um ihm die Gehhilfe zu zeigen.

»Danke, Sven, das ist ja eine tolle Erfindung«, bedankte er sich erstaunt.

Wenn man so schwerhörig ist wie Erwin Kroll, ist ein Hörgerät – auch so eine tolle Erfindung – nicht nur nützlich, sondern unersetzlich.

»Erwin, du hast die Butter vergessen«, gab ich ihm beim Frühstück schon ein paar Mal den Tipp.

»Oh ja, danke, Sven«, erwidert er meist.

Manchmal kommt meine Nettigkeit aber nicht richtig an und er gibt nur wirres Zeug von sich.

»Ach, deine Mutter habe ich nicht vermessen! Was soll der Blödsinn!«, sagt er dann zum Beispiel.

»Nein, die Butter für dein Brötchen meinte ich!«, rufe ich noch mal lauter.

»Mutter aufs Örtchen ... Keine Ahnung, was du da redest.«

»Egal, soll ich dir noch ein Käffchen bringen?«, versuche ich einzulenken.

»Mensch, für so einen Unsinn habe ich keine Zeit, was soll ich mit einem Äffchen?«

»Ich glaube, die Batterie von deinem Hörgerät ist leer, Erwin.«

»Kräuterbutter ins Meer? Jetzt spinnst du aber!«, ruft er. Dabei höre ich doch gut!

Ich wechsle dann die Batterie, obwohl es mit leeren Batterien mehr Spaß macht, sich mit ihm zu unterhalten.

Im Juni 2006 hatten wir den ersten Neuzugang mit Handy auf unserer Station. Barbara Ulmenhorst, inzwischen 84 Jahre alt, ist ein regelrechter Technikjunkie. Sie besitzt sogar einen Videorekorder und nimmt fleißig Sendungen auf, die sie eigentlich auch zur Sendezeit sehen könnte – und oft auch parallel zur Aufnahme anschaut, vermutlich als eine Art Gedächtnistraining: Doppelt hält besser.

Barbara hat quasi eine neue Ära eingeleitet, inzwischen haben wir drei weitere Handybesitzer, die die Geräte aber kaum nutzen, es sind Geschenke der Kinder. Da wird sich in Zukunft sicher noch viel ändern, sobald die wahre »Generation Mobil« in die Heime einzieht. Lustige Vorstellung, wenn das Smartphone dann irgendwo vergessen und vom nächsten Bewohner, weil er es für seins hält, mitgenommen wird. Noch ein Problem, mit dem man sich als Pfleger herumschlagen muss.

»Herr Sven, gerade habe ich meine Mutter angerufen. Sie ist ja plötzlich total verwirrt. Und warum hat sie so eine tiefe Stimme?«, werde ich dann am Stationstelefon – äh Stations-*handy* versteht sich – von erstaunten Angehörigen gefragt.

Handys, Smartphones & Co. müssen im Heim nicht so dringend sein, schließlich gibt es in den Zimmern Festnetzanschlüsse, die in der Regel auch genutzt werden. Nur bei den stark dementen Bewohnern oder den Schwerstpflegefällen macht ein Telefon keinen Sinn. Was aber gerade die stark dementen Bewohner nicht immer verstehen. Kürzlich wanderte Erwin Kroll den Flur auf und ab und schaute dabei mürrisch drein. Kein gutes Zeichen bei ihm. Wenn er sich ärgert, kann er unangenehm laut werden. Da erblickte er mich auch schon. Jetzt hieß es improvisieren.

»Sach ma Sven, ist das ein großer Mist hier!«

»Hmm?«

»Ja. Mist. Ich hab ja überhaupt kein Telefon, mich kann niemand erreichen. MIST IST DAS!«

Aha, darum ging's mal wieder. Jetzt musste ich mir etwas Gutes einfallen lassen. Erwin war schon mit Demenzerkrankung zu uns gekommen, und ein eigener Telefonanschluss wäre nicht nur völlig überfordernd für ihn, sondern auch für die vielen Leute, die er ständig anrufen würde.

Nach dem Tod seiner Frau, die gut zehn Jahre älter als er gewesen war, musste es mit ihm schlagartig bergabgegangen sein. Sein Neffe, der einzige Verwandte, der sich noch heute sporadisch kümmert, hat erzählt, dass in den letzten Monaten vor dem Umzug ins Heim horrende Telefonrechnungen vom Konto des Onkels abgebucht worden seien.

»Ein Telefon kann ich dir besorgen, Erwin«, sagte ich, um ihn zu beruhigen.

»ABER SOFORT, nicht lange quatschen, es ist dringend!«

Genau, lange quatschen, das hilft immer …

»Ja, ich rufe den Hausmeister an, der bringt dir ein Gerät, so eins mit großen Tasten, bei Bedarf auch kabellos und mit einem Akku. Der hat diese feinen Dinger schon öfters besorgt, benutzen auch andere Bewohner auf der Station.«

Erwins Züge entspannten sich leicht.

»Der Hausmeister sagt dann in der Verwaltung Bescheid, damit die dir das Gerät freischalten. Übrigens, in der Verwaltung sitzt die Frau Hundt, die kennst du bestimmt, die ist knapp unter 50 und hat kurze dunkle Haare. Ach nee, die hat ja gerade Urlaub. Aber die Vertretung hat mit der Freischaltung bestimmt auch keine Probleme, meistens funktioniert das Gerät sofort, manchmal dauert es einen Tag. Abgerechnet wird immer am Monatsende. Oh, schau an, heute haben wir den 20. Oktober, dann ist der Monat auch bald um, mein Glück, dann kommt auch wieder Gehalt aufs Konto. Weißt ja, ich bin ein ganz armer Pfleger, ne?«, schwurbelte ich, um ihn abzulenken.

»Ja, du siehst schon arm aus.« Das Mürrische war aus seinem Gesicht verschwunden, Mitleid stand darin aber nicht geschrieben.

»Bin ich wirklich, arbeite ja bei der Caritas.«

»Ach so.« Es klang gelangweilt.

»Siehste«, sagte ich und nickte aufmunternd.

»Sag mal, was wollte ich noch? Eine Zeitung?«

»Genau, ich habe vorne noch eine liegen, willste die lesen?«

»Ja, freundlich von dir!«

»So bin ich.«

Ich gab ihm die Tageszeitung und brachte ihn in den Gemeinschaftsraum, da saß er dann eine ganze Weile lang und las. Das fehlende Telefon hatte er vergessen.

Wenn die Not sehr groß ist, dann wird aus einem nützlichen Gegenstand schon mal ein *besonders* nützlicher Gegenstand. So bei Ruth-Maria Bremer. Mit freiem Oberkörper thronte sie auf dem Klodeckel; in der rechten Hand die Klobürste, mit der sie sich am Rücken kratzte. Die alte Dame litt schon seit zwei Tagen an einem starken Juckreiz, nach Anordnung des Arztes behandelten wir den Ausschlag am Körper mehrmals täglich mit verschiedenen Salben. Aber die hatten noch keine Wirkung gezeigt. Da musste der Arzt wohl noch mal nachlegen, und ich so einiges an Überzeugungsarbeit leisten, bis die Klobürste endlich wieder in ihrer alten Funktion eingesetzt werden konnte.

Vor allem Elisabeth Teuber macht ihrem Ruf als Überraschungskünstlerin immer wieder große Ehre. Einmal riss sie ihr Telefon aus der Wand und schnitt das Kabel in ganz kleine Stücke.

»Na, was wird das, Elisabeth?«, fragte ich, als ich nach ihr schaute.

»Ach, ich habe mir ein paar Pflaster zurechtgeschnitten, falls ich mal blute.«

Zumindest verwandelt sie Nützliches auch wieder in Nützliches und nicht in Plastikblumen oder bunte Tücher oder gar lebende Hasen, für deren Versorgung im Zweifelsfall natürlich ich zuständig wäre. Ist klar.

»Wenn die Heime schon keinen Luxus bieten, muss man eben erfinderisch sein!«, muss sich auch Karl Andres gedacht haben, Träger eines Blasenkatheters. Er war gerade neu auf Station 3, also in der Etage über uns eingezogen. In der ersten Nacht im Heim zog er sich den Katheter unbemerkt und funktionierte den zur Hälfte mit Urin gefüllten Beutel schnurstracks zum Kopfkissen um. Ob er vielleicht sein heimisches Wasserbett vermisste?

Eine Erfindung von unbestrittenem Nutzen und ein Hilfsmittel mit großem Humorfaktor ist vor allem der Zahnersatz der Heimbewohner. Geschichten rund um die Dritten gibt es in der Altenpflege viele, und nicht wenige von ihnen wiederholen sich oft sogar täglich. Die folgende Begebenheit jedoch ist und bleibt hoffentlich singulär.

»Frau Haberkorn, bitte essen Sie mit *Ihrem* Gebiss!«, hörte ich meine Kollegin Martina eines Mittags in strengem Ton sagen. Martina war bereits im kleinen Speisesaal, durch dessen Tür ich gerade eintrat.

Was war los?

Bei der späteren Übergabe erfuhr ich es.

Flora Haberkorn hatte nach einem Vormittagsschläfchen vergessen, ihre Zahnprothese wieder einzusetzen. Da sie als noch voll kaufähig gilt, hatte sie wie immer den Vollkostteller serviert bekommen. Ohne Zähne hätte es aber Schwierigkeiten mit dem Schweineschnitzel und dem Gurkensalat gegeben. Ruth-Maria Bremer, die schon länger an der entzündlichen Darmerkrankung Morbus Crohn leidet, saß mit

Gebiss neben ihr und aß pürierte Schonkost, die immerhin fröhlich dreifarbig angeordnet war.

Meine Kollegin Martina hatte mit halbem Ohr mitbekommen, wie Frau Haberkorn forsch nach den Zähnen ihrer Tischnachbarin gefragt hatte. Mit einem Fingerzeig auf deren Mund und den Worten:

»Geben Sie mal her!«

»Was?«, hatte Frau Bremer zurückgefragt.

»Na, Ihre Zähne. Für den Matsch da auf Ihrem Teller brauchen Sie die nicht. Ich beeil mich auch.«

Mit dem Rollator mal eben ins Zimmer zu schlurfen und die eigene Zahnprothese zu holen war ihr wohl weitaus unangenehmer, als mit fremden Zähnen zu essen. Wir konnten Frau Haberkorn dann aber doch noch überreden, ihre eigene Prothese einzusetzen.

Frau Schlesig, die die Prothesenszene mitbekommen hatte, sagte noch Tage danach immer laut:

»Nee, bäh, das ist ja eklig! Lieber Gott, lass mich nicht so alt werden!« Sie ist eine der jüngsten Bewohnerinnen auf der Station und macht sich selbst gern nützlich. Ihr ist kein Handgriff zu viel, kein Weg zu weit.

Trotzdem kann man ihr nicht mal eben ein neues Hobby aufs Auge drücken, wie es sich wohl die Schwiegertochter gedacht hatte. »Hui, seit wann strickst du denn?«, fragte ich, als ich Wolle und Stricknadeln auf ihrem Tisch entdeckte. Gisela hatte mir erst ein paar Tage zuvor feierlich das Du angeboten.

»Ach, hör auf, Sven, meine Schwiegertochter hat eine strickende Oma gesehen, und nun soll ich das auch machen.«

»Ach, macht bestimmt auch Spaß. Probier es doch einfach mal aus. Ich könnte auch 'nen neuen Pullover gebrauchen!«, frotzelte ich.

»Kannst die Sachen gern haben und selbst anfangen zu stricken. Ich drücke lieber öfters auf die Klingel, um dich zu ärgern«, sagte sie.

Tatsächlich drückt Gisela Schlesig nur in absoluten Notfällen den Alarmknopf – eine sehr nützliche und im Ernstfall sogar lebensrettende Einrichtung, die mich und meine Kolleginnen aber oft auch richtig, richtig nervt.

Gisela jedenfalls ist auch mit fast achtzig noch aktiv und tatkräftig und in dieser Hinsicht eine vorbildhafte Bewohnerin – leider eine Ausnahme. Viel häufiger erlebe ich, dass die alten Menschen, die ins Heim einziehen, ihre Selbständigkeit verlernt haben oder sie ihnen vom Lebenspartner oder den Kindern sozusagen abtrainiert wurde. Aber nicht nur Unselbständigkeit ist ein Problem in unserem Job, auch simple Faulheit – eine weitverbreitete Unsitte, die in jedem Alter und quer durch alle Schichten vorkommt. Für manche hört es sich jetzt vielleicht hartherzig an, wenn ich sage, selbst einem Hundertjährigen sollte man so wenige Handgriffe und Schritte abnehmen wie möglich, wenn er die Dinge noch selbst erledigen kann.

Doch hinter dieser vermeintlichen Hartherzigkeit steckt vor allem Fürsorge. Wer rastet, der rostet nun mal. Wer sich nur noch das Essen anreichen lässt und seine Hände schont, verliert mit der Zeit tatsächlich noch die Fingerfertigkeit. Und fürs Selbstwertgefühl ist es allemal erbaulich, wenn man das eine oder andere noch allein erledigen kann, statt ständig auf fremde Hilfe angewiesen zu sein.

Für uns Pflegekräfte bedeuten diese freiwillig unselbständigen Bewohner, die aus Bequemlichkeit lieber nach einem Pfleger klingeln – na, was schon? – nichts als unnötige Arbeit!

Das Dauerklingeln nennen wir unter uns übrigens »Klingelitis«. Auch einige der dementen Bewohner rufen in schlechten Phasen per Alarm beinahe ständig nach uns und halten mich und meine Kolleginnen auf Trab. Natürlich kann man ihnen keinen Vorwurf machen, geschweige denn, sie Besserung geloben lassen, sie haben ihre »Klingelitis« nun mal nicht unter Kontrolle.

Nur was das unter dem Strich bedeutet, können sich viele wohl nicht ausmalen, so wie sich kürzlich die Tochter von Frau Hummel beschwerte, dass ihre Mutter doch tatsächlich ungeheuerliche fünf Minuten warten musste, bis jemand nach ihr schaute. Grund des besagten Klingelrufs war ein kaputtes Radio gewesen. Also kein Notfall, kein dringlicher Toilettengang, keine Sache, die nicht warten konnte.

»Aber Sven, was wäre denn gewesen, wenn meine Mutter eine Herzattacke gehabt hätte?«, fragte die Tochter, nachdem ich ihr erklärt hatte, dass wir zwischen 13.30 und 16.00 Uhr nur zu zweit auf der Station sind.

Daher schildere ich hier mal ganz anschaulich und en détail eine Viertelstunde aus meinem alltäglichen Berufsleben, dann wird vielleicht klar, was bei uns als »Notfall« gilt und was nicht ...

'Es ist ein Mittwochnachmittag, 14.30 Uhr, meine Kollegin Peggy hat sich gerade auf den Weg in die Verwaltung im Erdgeschoss gemacht, weil dort per Fax Arztrezepte angekommen sind. Die Medikamente bestellen wir dann später bei der Apotheke.

Ich habe gerade die Übergabeunterlagen ins Büro gebracht und will mit dem Austeilen von Nachmittagskaffee und Kuchen beginnen, als der Alarm im Schwesternzimmer losgeht.

»Piiiiiiep!« – »Piiiiiiep!« – »Piiiiiiep!« ... Alle 15 Sekunden.

Ich schaue nach: Es leuchtet Zimmernummer 2 auf. Nur die Nummer ohne »WC« dahinter, sie braucht also keine Hilfe im Bad. Josefine Möckel ist bekannt für ihre »Klingelitis«, sei es wegen eines heruntergefallenen Taschentuchs, weil sie das Fenster geschlossen oder geöffnet haben möchte oder die Heizung runter- oder raufgedreht werden soll – sie klingelt immer. Dabei könnte sie das meiste selbst erledigen. Aber warum sich viel bewegen, wenn man jemanden dafür herumkommandieren kann? Entsprechend gelassen reagiere ich, doch da leuchtet Zimmernummer 16 auf, sicher muss Georg Weber auf die Toilette, er klingelt eigentlich nur aus diesem einen Grund. Heinz Gundlach, mit dem er das Zimmer teilt, wurde heute Morgen von seiner Schwägerin abgeholt, aber der behilft sich in allen Dingen noch allein.

Hui, da blinkt eine weitere Zimmernummer auf und noch eine vierte! Klar, es gibt immer dann Massenalarm, wenn man allein auf der Station ist!

In Zimmer 9 wird Ruth-Maria Bremer geklingelt haben, sie will meist in den Gemeinschaftsraum oder auf den Balkon gebracht werden. Annegret Söder, mit der sie zusammenwohnt, ist seit einiger Zeit so schwach, dass ihr selbst das Armheben zur Klingel zu schwer fällt. Sie schläft die meiste Zeit, spricht kaum noch, aber sie lächelt, wenn wir nach ihr schauen, und isst auch noch mit Appetit. So auch heute Mittag, also gibt es bei ihr wohl auch keinen Notfall.

Das Aufblinken von Zimmernummer 14 beunruhigt mich allerdings! Gisela Schlesig klingelt nie, da muss etwas passiert sein. Also mache ich mich auf den Weg dorthin, dann weiter zu Georg Weber, danach zu Ruth-Maria Bremer und ganz zum Schluss kommt Josefine Möckel an die Reihe. Warum, das muss ich jetzt sicher nicht weiter erklären!

Hoffentlich ist Peggy schnell zurück ...

Gisela Schlesig liegt in Hose und Pullover auf dem Bett.

»Was ist los, Gisela? Du bist ja ganz blass?«, frage ich besorgt.

»Ach, Sven, ich hab so einen Schwindel, es dreht sich alles. Eben war mir einen Moment lang ganz schwarz vor Augen ...«, klagt sie mit dünner Stimme.

Vermutlich der Kreislauf, also Blutdruck messen, und wenn es nicht besser wird, ihren Doc anrufen. Zuerst rede ich aber ruhig mit ihr, lagere ihre Beine höher und schalte den Alarm aus.

»Deine Tablette hast du heute Morgen ja sicher genommen, nicht?«, frage ich schließlich noch.

»Ja, wie immer.«

»Kann ich dich einen Moment allein lassen? Wir werden dir gleich den Blutdruck messen, ja?«

»Ist gut ... Ich meine auch, es wird schon etwas besser«, sagt sie.

Drei Minuten sind seit dem ersten Klingelruf vergangen.

Auf dem Weg zum Schwesternzimmer kommt mir Peggy mit der lila Rezeptmappe unterm Arm entgegen.

»Vier Mal Alarm«, informiere ich sie kurz. »Frau Schlesig hat ein Kreislaufproblem, misst du ihren Blutdruck und bleibst bei ihr? Ich schau dann nach den anderen.«

Eine weitere Minute ist herum, bis ich bei Georg Weber bin. Er muss wie immer zur Toilette, der Gang mit ihm dauert sechs Minuten, er muss diesmal auch die Unterhose und Hose wechseln.

Kurz bevor ich Ruth-Maria Webers Zimmer erreiche, spricht mich Katja Küster, die Tochter von Lotte Küster an, sie habe da eine Frage zu den Abhol- und Bringzeiten. Ich bitte sie um ein wenig Geduld und verspreche, gleich bei ihr und ihrer Mutter vorbeizuschauen.

Als ich in Ruths Zimmer komme, steht die alte Dame kopfschüttelnd da, sie hat ihre Lesebrille verlegt, also schnell den Raum gescannt, aber keine Brille zu entdecken, auch unter dem Sesselkissen, im Bett und zwischen den Zeitschriften nicht.

»Vielleicht im Gemeinschaftsraum vergessen?«, frage ich und verspreche, dort gleich mal nachzuschauen und dann wiederzukommen.

Zwei weitere Minuten sind vergangen.

Bevor ich aber weiter Frau Bremers Brille suche, gehe ich jetzt – zwölf Minuten nach ihrem Alarm – zu Josefine. Man weiß ja nie, und Ausnahmen bestätigen die Regeln. Aber nein, ich hätte es mir denken können …

»Wo bleibste denn, Sven?«, empfängt sie mich. »Ich will eine rauchen.«

Ich schiebe sie also in ihrem Rollstuhl zum Balkon, lehne ihre freundliche Einladung zu einer Zigarette aber ab, um zunächst einmal bei Peggy und Frau Schlesig nach dem Rechten zu sehen.

Ah ja, wie vermutet, der Blutdruck ist zu niedrig, scheint sich aber wieder zu stabilisieren. Also kein Grund, den Arzt zu rufen.

Weiter geht's, also rüber in den Gemeinschaftsraum, um nach der vermissten Brille zu forschen.

»Sven, wo bleiben denn Kaffee und Kuchen?«, ruft mir Rita Paulsen zur Begrüßung zu.

»Herr Sven, schieben Sie mich bitte mal um den Tisch rum, hier zieht es«, bittet Hertha Zeise.

»Ach, Sven, da bist du ja ...«

»Entschuldigung, sind Sie der Pfleger auf dieser Station? ...«

Ich? Pfleger auf dieser Station? Nö. Ich bin nur ein unbeteiligter Passant und laufe hier nur so aus Spaß im weißen Kittel herum und kümmere mich um alles, was so anfällt. Kann ja wohl nicht so schwer sein.

»Piiiiiiep!« – »Piiiiiiep!« – »Piiiiiiep!« – ...

Okay, Spaß noch mal beiseite. Normalerweise sind wir bei uns im Haus nach spätestens ein bis zwei Minuten bei einem Bewohner, der geklingelt hat. Wenn aber, wie beschrieben, mehrere Personen klingeln, man allein auf der Station ist oder gerade eine Grippewelle die Arbeiten auf der Station durcheinanderwirbelt, dauert es auch schon mal länger. Meine Kolleginnen und ich können uns nicht teilen, können nicht fliegen und besitzen auch keine telepathischen Fähigkeiten.

Leider hilft uns auch die Gegensprechanlage, über die wir direkt vom Schwesternzimmer aus in Kontakt mit dem jeweiligen Bewohner treten könnten, nicht wirklich weiter. Solch eine Ansprache wird als unpersönlich erlebt und stiftet eher zusätzliche Verwirrung. Meine Kolleginnen und ich benutzen sie nur in absoluten Ausnahmefällen.

Aber selbst in Notsituationen auf der Station würden wir keinem unserer Schützlinge das Klingeln verwehren, auch keinem unserer »Klingelitis«-Fälle.

Never ever! Das geht gar nicht! Und wird bei uns von niemandem gemacht. Eine eiserne Regel im Haus Brunhilde.

Wie ich dann darauf komme? In einem Fernsehbericht wurde 2012 von einem Pflegeheim berichtet, in dem eine bettlägerige Bewohnerin mit ihrem Bett absichtlich so weit von der Wand mit dem Klingelknopf fortgeschoben wurde, dass sie ihn nicht mehr drücken konnte.

Wenn so etwas passiert, gibt es dafür keine Entschuldigung, es verletzt die Würde eines Menschen. Aber wie solche Situationen zustande kommen, das ist durchaus nachzuvollziehen:

Personalmangel und schlecht geschultes Personal sind der Grund. Und da macht ein Haus, das vom Medizinischen Dienst Bestnoten bekommt, weil es eine nagelneue Einrichtung hat und tolle Freizeitangebote für die Bewohner bietet, keine Ausnahme. Die allgemeine Arbeitssituation in der Pflege ist zu kritisieren. Das hat auch der Fernsehbeitrag gemacht.

Was aber erreicht solch eine Sendung mit dem Titel »Pflegemangel: Wenn das Altersheim zum Alptraum wird«?

Hat sich dadurch etwas Grundsätzliches in der Pflege geändert? Ich kann leider nichts dergleichen feststellen. Im Gegenteil, ich habe den Eindruck, dass wir nur immer mehr sinnlose Papiere ausfüllen müssen, um uns gegen jegliche Vorwürfe abzusichern. Und zwar in der Zeit, in der wir wirklich Sinnvolles tun könnten, den bettlägerigen Bewohnern häufiger etwas zu trinken anreichen etwa. Wem nutzen denn die vielen Dokumentationen? Und wozu sind sie gut?

Es gibt leider so einige Aufgaben, die ich als Pfleger zu erledigen habe, obwohl ich deren Nutzen beim besten Willen nicht einsehen kann. Auch hierzu gern noch mal ein Beispiel:

Unser Hausmeister Andreas hatte am ersten Montag im Mai einen großen Karton mit neuen Boxen für unser Verbandsmaterial auf die Station gebracht. Weiße Kunststoffboxen mit Deckel, ganz ähnlich den Boxen, in denen sich das Verbandsmaterial seit zwei, drei Jahren befand.

Am nächsten Tag rief Ute an, die Qualitätsbeauftragte unseres Heims, die das Ganze zu verantworten hatte.

»Hi, Sven. Habt ihr schon Boxen erhalten?«, fragte sie mich.

»Hi, Ute. Ja, haben wir«, antwortete ich.

»Eigentlich sollten die aber erst morgen ausgeliefert werden«, erklärte sie.

»Keine Ahnung, auf jeden Fall haben wir gestern welche bekommen.«

»Gestern?«

Ihr vorwurfsvoller Ton prallte zum Glück an mir ab. Ich sagte auch nichts dazu.

»Das war anders abgesprochen. Warum habt ihr die schon?«, nörgelte sie.

»Mensch, ich habe keine Ahnung, ist doch völlig egal. Was willst du denn jetzt von mir?«

»Weißt du denn, wofür die Boxen sind?«, fragte sie mich.

Och, Ute ...

»Nein?!«, log ich, um wenigstens etwas Spaß zu haben.

»Das sind die neuen Boxen für das Verbandsmaterial. Die alten kommen weg. Verstehste?«

»Wie jetzt?«, fragte ich betont ahnungslos. »Muss ich etwa das Verbandsmaterial aus den alten Boxen in die neuen Boxen füllen?«

»Jaha, Sven, so ist es.«

»Aha, okay. Und was mache ich mit den alten Boxen?«

»Wie?«

»Die stehen dann ja leer auf der Station rum.«

»Die kannst du wegwerfen.«

»Wegwerfen?« Bei Ute macht es so viel Spaß, den Ahnungslosen zu geben. Die nimmt mir das zu hundert Prozent ab.

»Ja, einfach in den gelben Sack entsorgen«, sagte sie freundlich.

»Ach soooooo, klar, ja klar, natürlich, mach ich.«

»Haste das auch wirklich verstanden?«, fragte sie, etwas besorgt.

»Hui, na ich hoffe. Ich probiere es.«

»Ja, schön. Falls du noch Fragen hast, kannst du mich jederzeit anrufen.«

Ich fass es nicht! Wer denkt sich denn solch einen Schwachsinn aus, noch intakte Verbandsboxen auszutauschen?

Irgendwie scheinen die bei der Qualitätssicherung zu wenig Arbeit zu haben. Vielleicht könnten die uns mal aushelfen, zum Beispiel die Bewohner versorgen, während wir pflichtbewusst im gelben Sack wühlen.

Ich kenn auch noch einen, der anscheinend nicht ausgelastet ist. Unser Heimleiter, Klaus Hauser, gerade 50 geworden und von der großen Leidenschaft getrieben, unausgereifte Ideen in die Tat umzusetzen und an uns auszutesten.

»Hallo, die Damen. Darf ich ein Foto von Ihnen machen?«

Klaus' Stimme – er möchte von seinen Angestellten geduzt werden – ertönte eines Tages aus Zimmer 9.

»Fein, das wird ein schönes Bild, ich bringe Ihnen und Frau Söder auch einen Abzug vorbei. Tschüss, Frau Bremer«, hörte ich ihn sagen.

Und dann stand er auch schon vor mir auf dem Gang, eine riesige Kamera um den Hals.

»Sag mal, willst du einen *Haus-Brunhilde*-Bildband rausbringen oder was wird das?«, fragte ich.

Er winkte ab und raunte:

»Nee, Sven, die Bilder sind für die Pforte. Wenn die Bewohner mal fortlaufen, wissen die am Eingang, um welche Person es sich handelt.«

»Ach so, also Fotos für Steckbriefe.«

»Ja, aber ohne Belohnung bei zweckdienlichen Hinweisen, hahaha. So, muss mal weiter …«

Mensch, war der heute gut gelaunt. Ich fragte ihn jetzt besser nicht, ob er so gläubig war, dass er annahm, die Lahmen könnten bald wieder gehen.

Ich jedenfalls rechnete nicht damit, dass Frau Söder uns fortlaufen würde, sie konnte ja nicht mal mehr ohne Hilfe aufrecht im Bett sitzen …

Aber so ist er, unser Klaus Hauser – immer eine gute Idee parat. Und ganz bestimmt sucht er bei so viel kreativem Potenzial auch die Weihnachtsgeschenke für unsere Bewohner persönlich aus.

Dieses Jahr gibt es einen Schutzengel aus Messing plus Jahreskalender. Es soll ja nur eine kleine Aufmerksamkeit sein; die großen Geschenke organisieren, mit viel Glück, die Angehörigen. Einen Schutzengel können wir schließlich alle gebrauchen. Und es ist eindeutig besser als vor ein paar Jahren, da gab es für jeden Bewohner einen Regenschirm, egal ob bettlägerig oder nicht. Klaus scheint tatsächlich an Wunder zu glauben. Für einen Ausflug nach draußen mit dem Pflegebett ist so ein Regenschirm aber vielleicht etwas zu klein.

Die hübsch verpackte italienische Seife, die der Nikolaus in einem Jahr für jeden mitgebracht hatte, sorgte mehr für Verwirrung als für duftend reine Haut.

»Sven, willst *du* die Butter nicht nehmen, die wird hier doch nur weich.« – »Ach, Sven, tu das weg, ich mag keine Datteln.«

Drei Bewohnerinnen hatten die Seife auch schon ausgepackt und wollten gerade beherzt ein Stück der »weißen Schokolade« kosten. Am Ende hatten wir zwölf hübsch verpackte, teils mit Bissspuren verzierte Seifen im Schwesternzimmer liegen. Die Idee war sicherlich gut, aber die Welt eben noch nicht bereit …

Ich hatte da kürzlich übrigens auch eine ganz tolle Idee!

Hinter dem Altenheim stand ein Lieferwagen mit folgendem Schriftzug: »Hellmanns – Personenfangnetz«.

Yep, gab es nun endlich solche Pistolen, aus denen beim Abdrücken ein Netz hervorschießt, das flüchtende Bewohner einfängt? Ich bekam allein bei dem Gedanken schon ganz feuchte Hände. Würde ich in Kürze beim Schützenverein Schießübungen absolvieren dürfen? … Feuert man sie lautlos ab oder mit viel KABOOOM? … Und wie viele Netze passen in so eine Knarre? … Ob es die auch mit Strom gibt?

Aber ich hatte mich wohl zu früh gefreut. Unser Hausmeister Andreas klärte mich auf. Gegenüber wurde ein Haus saniert, und dieses Personenfangnetz war Bestandteil des Baustellengerüsts. Zur Personensicherung. Schade.

Doch ich sollte unbedingt dem Heimleiter davon erzählen!

8. Vom Anziehen und Ausziehen

»Da hinten gibt es einen Laden, der verkauft meine Kleidung.«

Was machste schon wieder an meinem Schrank?«, fragte mich Luzie Baumeister verärgert und rutschte in ihrem Rollstuhl nach vorn, um besser sehen zu können, was ich da tat.

»Na, wie jeden Abend, neue Kleidung für morgen raussuchen«, antwortete ich.

»Ich hab doch was an, verdammt noch mal!«, rief sie und war direkt von null auf hundert.

Luzie würde am liebsten immer in denselben Sachen herumsitzen.

»Ja, aber man muss doch mal die Kleidung wechseln«, sagte ich ruhig.

»Haha, DU hast auch immer diese weißen Sachen an. Seitdem ich dich kenne, trägst du immer dasselbe.«

»Ich habe mehrere weiße Sachen, Luzie. Und ich wechsle sie fast täglich.«

»Ja sicher doch, hör auf, wer's glaubt wird selig.«

Luzie ist bei weitem kein Einzelfall, es gibt immer wieder alte Leute im Heim, die sich von allein nichts Frisches anziehen würden. Ob das typisch für die Kriegsgeneration ist, die bitterarme Jahre erlebte und damals kaum Garderobe zum Wechseln hatte? Keine Ahnung. Bei Luzies Vehemenz können natürlich auch ihre Erfahrungen als Halbwaise mit

hineinspielen. Wie man heute weiß, waren die Erziehungsmaßnahmen in so manchem Kinderheim mehr von Zucht
und sogar Züchtigung als von Fürsorge geprägt. Da wird
man empfindlich.

Auch Elisabeth Teuber finden wir am Abend oft komplett
angekleidet im Bett.

»Soll ich dir helfen, dein Nachthemd anzuziehen?«, frage
ich dann.

»NEIN!«, ruft sie jedes Mal empört. »Und morgen fehlen
mir dann wieder meine Sachen zum Anziehen!«

Bis heute haben es meine Kolleginnen und ich aber immer geschafft, sie doch noch zur Nachtwäsche zu überreden.

Sich nicht umziehen wollen, alles Mögliche übereinander
oder einfach gar nichts anziehen – im Haus Brunhilde wie
sicher auch in vielen anderen Pflegeheimen alles schon da-
gewesen.

Bernd Bruder wies ich an einem Morgen wie immer freundlich an, zuerst den Schlafanzug aus- und sich dann anzuziehen. Ich legte als Erinnerungshilfe die Unterhose auf die
Jeans und ging dann in sein Badezimmer, um das Waschwas-
ser vorzubereiten.

Als ich kurz darauf zurückkam, schaute ich verblüfft an
Bernd hinunter. Er hatte den Schlafanzug zwar brav zuerst
ausgezogen, war dann aber anscheinend sofort in die Jeans
gestiegen, hatte die Schlafanzughose wieder übergestreift
und darüber zur Krönung die blau-grün-karierte Unterhose.

Mit einem vorsichtigen »Ähh ...« gab ich meiner Verwunderung Ausdruck.

»Was ist? Die kann man auch hochkrempeln!«, rief er, so als hätte ich Kritik an seinem Kleidungsstil geübt.

Und er schlug die Schlafanzughose bis zu den Knien ein paarmal um, so dass die Jeansbeine erst richtig zum Vorschein kamen. Alles in allem wirklich kreativ. Ich musste unbedingt mal nachschauen, wann die nächste Berliner Fashion Week startete.

Der Probelauf auf dem Gang später sorgte jedenfalls für Aufsehen. Aber jeder darf das anziehen, was er will, finde ich. Und die Schadensabwägung spricht auch für sich: Bevor ich Bernd total verunsichere und er mir ausrastet, sollen sich die anderen doch lieber ein wenig amüsieren.

Gar nicht amüsiert war Gisela Schlesig, als sie Max Wilke eines Tages mit nichts bekleidet außer ihrer knallgrünen Nickihose in ihrem Fernsehsessel ertappte.

»Sven, meine Tür ist verschlossen, komm mal mit«, hatte sie mich kurz zuvor um Hilfe gebeten.

Die Zimmertüren sind von innen alle mit einem Drehknopf ausgestattet, und tatsächlich: Jemand musste sich in dem Einzelzimmer der rüstigen Seniorin eingeschlossen haben.

Nachdem ich die Tür von außen geöffnet hatte und wir Max tiefenentspannt im Sessel erblicken konnten, sprang Gisela sofort auf ihn zu. Wie ein wütender Zwerg tänzelte sie um ihn herum. Max, der nicht nur ein Sitzriese ist, sondern auch sonst mit seinen 1,85 Metern Größe als stattliche Erscheinung unter den Bewohnern gilt, hatte sich erfolgreich in die Schlafanzughose in Damengröße 32/34 gequetscht.

»Du verdammter Schweineigel! Nimmst einfach meine Sachen. Sofort aus meiner Hose raus, sonst setzt es was!«

»Oh, guten Tag, gnädige Frau! Dass Frauen an Bord sind, wusste ich nicht, und dann noch mit so einem hübschen Gesicht …« Max lächelte Gisela verwundert an.

»Von wegen hübsches Gesicht, stinkwütend bin ich. Raus aus meinem Zimmer!«

»Also, das ist aber doch der Schlafraum für alle Männer«, sagte Max und blickte uns abwechselnd an.

»Gisela, lass mich …«, begann ich in ruhigem Ton, um das Missverständnis zu lösen.

»Schlafraum für alle Männer? Der tickt doch nicht ganz richtig«, schnitt sie mir das Wort ab.

»Na, mmh, das Ticken der Uhr …«, sinnierte Max.

»Uhr, Uhr, deine Zeit ist bald abgelaufen, wenn ich dich noch einmal hier erwische!«, wütete Gisela.

So kamen wir nicht weiter. Ich hakte Max unter, griff seine Kleider, die er auf dem Bett abgelegt hatte, und führte ihn hinaus – in Giselas Nickihose, das Umziehen musste warten.

»Und die Hose will ich gewaschen zurück!«

Es ist wirklich nicht immer einfach, zwischen geistig regen und dementen Bewohnern zu vermitteln.

Als ich Max zu seinem Rollator brachte, der einsam im Flur herumstand, erklärte er entschuldigend:

»Der Kommandant hat gesagt, dass wir bald das Schiff finden werden und uns noch ein wenig ausruhen sollen.«

»Ahhh, wir sind auf einem Schiff, Max?«

»Nein, in einem U-Boot.«

»Natürlich, mein Fehler. Sieht man ja …«

Und die von Frau Schlesig ausgeliehene Tarnhose in Algengrün gehörte anscheinend zur Marineuniform.

Eine tolle Verkleidung hatten sich auch Bernd Bruder und Erwin Kroll im letzten Sommer ausgedacht. Breitbeinig wie zwei ausgeraubte Cowboys schritten sie morgens um Viertel vor sechs über den Stationsflur. Bernd Bruder, barfuß und nur in eine fröhlich-bunte Unterhose gehüllt, hielt keinen Colt, aber einen Handspiegel gezückt. Ihm folgte Erwin Kroll, in Hausschuhen und dazu schlicht mit einer geschlossenen Inkontinenzwindel und zwei Ledergürteln um den Bauch bekleidet. Erwin schien sich diebisch zu freuen, denn er rieb begeistert seine Hände. Die Erklärungen der beiden waren einwandfrei: Bernd wollte mit dem Spiegel die Holztüren vermessen, und Erwin hatte die Gürtel zum Abpumpen des Wassers in seinem Zimmer benötigt, damit die nationalsozialistischen Fahnen sich nicht im Klo verwickelten. Noch Fragen?

Als Annegret Söder körperlich noch rüstig war, kam sie einmal aufgeregt zu mir gelaufen.

»Du, Sven, das ist eine Unverschämtheit hier.«

»Ja, ich weiß, aber was meinst du jetzt genau?«

»Da hinten gibt es einen Laden, der verkauft meine Kleidung.«

»Ja, das kann schon sein. Du hast ja sicher keine Unikate, sondern Kleidung von der Stange. Der Laden hat vielleicht die gleichen Kleider, wie du sie trägst.«

»Nee, nee. MEINE gebrauchten Sachen werden dort verkauft.«

»Echt, wo?«

»Komm, ich zeig's dir.«

Mit energischem Schritt führte sie mich zum weit geöffneten Kleiderschrank in ihrem Zimmer.

Der Verkäufer schien bereits schuldbewusst geflüchtet zu sein, so dass wir den Laden einfach wieder schließen konnten.

Tja, früher hat man eben noch ausschließlich in Geschäften geshoppt. Heute bestellen viele ihre Mode online und schicken dann zurück, was nicht passt oder gefällt. So auch Jule, meine Kollegin. Sie wurde an einem schönen Sommertag von Agnes Konstanze Hummel auf ihre neuen Sandaletten angesprochen.

»Wo haste die schönen Riemchenschuhe denn gekauft?«, fragte sie Jule.

»Im Internet«, antwortete diese unbedacht und präsentierte den Sommerschuh noch mal stolz von allen Seiten.

»Ach, gibt's den Laden immer noch?«, fragte Frau Hummel.

»Äh, ja, der hält sich!«, antwortete Jule schnell, um nicht noch einen Vortrag über das Einkaufsverhalten im digitalen Zeitalter halten zu müssen.

Wenn's um die Kleidung der Bewohnerinnen geht, hyperventilieren manche meiner Kolleginnen geradezu. Vor allem Mathilde kennt in puncto Wäsche keine Gnade.

»Oje, warum hat Frau Hummel denn nicht ihr Sonntagskleid an? So geht das aber nicht!« – »Mensch, Sven, warum hast du denn Bernd diesen alten grauen Pullover angezogen, wo der doch so einen schönen neuen hat!?« – »Würdest du bitte besser auf die Garderobe von den Leuten achten? Die haben doch oft so tolle Sachen im Schrank, die sie nie anziehen.«

Ich dachte eigentlich, dass ich die wichtigen Kriterien für

die Kleiderwahl im Blick hätte: Welche Jahreszeit ist gerade? Wie kalt oder warm wird es an diesem Tag? Ist die Wäsche (noch) frisch? Nichts kaputt oder verschlissen? Passen die Farben zusammen? Und last, but not least: Was möchte die Bewohnerin oder der Bewohner anziehen? Die dürfen bei mir nämlich entscheiden. Sie oder er muss sich ja schließlich darin wohl fühlen und nicht ich – oder Mathilde. Von mir aus kann Elisabeth am Sonntag auch 'ne Hose anziehen, Bernd im bequemen Trainingsanzug dasitzen, und Rüschen müssen es für mich wirklich nicht sein, die sind nach der ersten Mahlzeit sowieso bekleckert und sehen dann alles andere als festlich aus.

Das Engagement, mit dem es meine Kolleginnen beim Thema Kleidung übertreiben, fehlt leider bei den meisten unserer Praktikanten völlig. Luis, ein 15-jähriger Schüler der benachbarten Realschule, raubte mir in den drei Wochen seiner Anwesenheit im Herbst den letzten Nerv. Dabei hatten wir bloß siebenmal zusammen Frühschicht, aber das reichte völlig.

Ich führte ihn am ersten Tag zu Heinz Gundlach, der sich noch selbständig wäscht, duscht und anzieht, nur die Oberhemden kann er nicht allein zuknöpfen.

»Luis, gleich stell ich dir Herrn Gundlach vor«, hatte ich auf dem Weg zum Bewohnerzimmer erklärt. »Er braucht lediglich Hilfe beim Zuknöpfen des Hemdes, wenn du das übernehmen könntest, ja?«

»Klar!«

Später klingelte Herr Gundlach, weil der Hemdkragen am Hals nicht saß, also schaute ich mal schnell unter seinem Pullunder nach und entdeckte ein furchtbares Knöpfechaos.

Ob Luis die Aufgabe zu einfach vorgekommen war und er versucht hatte, sie für den besonderen Kick mit verbundenen Augen zu lösen?

»Ach, Sven, tut mir leid, ich pass morgen besser auf«, war sein lakonischer Kommentar.

Nächster Morgen, neues Glück, gleiches Chaos.

»Sach ma, wo haste denn deine Augen beim Zuknöpfen? Da muss man doch nur genau hingucken, dann weiß man, welcher Knopf in welches Loch gehört.«

»Ja, alles klar, Sven.«

»Ja, das hast du gestern auch gesagt, Mann. Ist doch Mist für den alten Mann, wenn wir da immer nacharbeiten müssen.«

Also ging ich am dritten Tag mit ins Zimmer und machte vor, wie das geht, ein Hemd ordentlich zuzuknöpfen. War ja nur meine Arbeitszeit, in der ich einem 15-Jährigen beibringen durfte, wie man sich richtig anzieht. Steht garantiert so als Aufgabe in meiner Berufsbeschreibung.

»Alles klar, Sven. Morgen schaff ich das!«

Vierter Tag, gleicher Mist. Und ein richtig, richtig lauter Anschiss für Luis im Schwesternzimmer.

»Ja, alles klar, Sven. Werde mir morgen wirklich Mühe geben.«

Fünfter Tag. Wie versprochen wieder mit Mühe, aber genauso erfolglos: Das frische Hemd hing wie die anderen schief unter der Strickjacke hervor.

Also schleifte ich Luis zu Heinz und ließ ihn vor meinen Augen das Hemd neu zuknöpfen. Heinz nahm es zum Glück gelassen und zwinkerte mir wieder nur belustigt zu. In seiner Zeit hätte es das nicht gegeben, da wussten 15-Jährige sogar, wie man Kartoffeln erntet und Kühe melkt – und erst recht, wie man ein Hemd zuknöpft. Ich schämte mich derweil für meine Generation in Grund und Boden.

»Nein, das Loch darüber, Luis … Jetzt das darunter … Nee, das nicht, nimm das nächste …«

»Alles klar, Sven … alles klar!«

ALLES KLAR … ALLES KLAR … DER MACHT MICH NOCH WAHNSINNIG!

Sechster Tag: The same procedure as every morning.

Was für einen Mutanten hatte uns die Schule denn diesmal geschickt? Der hier war wohl irgendwie falsch konfiguriert worden. Anders konnte ich mir diese Tragödie nicht erklären.

Am siebten Morgen hat sich Luis zu Heinz' und meiner Erleichterung krankgemeldet. Vielleicht hatte er sich aber auch nur in seinem eigenen Hemd verheddert …

Im letzten Dezember wollten meine Kolleginnen zusammen mit Christine, der Beschäftigungstherapeutin, die sonst mit den Bewohnern bastelt, einen Ausflug zum Weihnachtsmarkt unternehmen. Die Begeisterung bei den Senioren hielt sich sehr in Grenzen.

»Ooohh, ist doch viel zu kalt draußen.« – »Danke, vielleicht im nächsten Jahr.« – »Der ganze Weihnachtskram war noch nie mein Ding.« – »Ich bleib lieber hier, aber Sie könnten mir was Süßes mitbringen.«

Fazit: Nur sieben der dementen Bewohner unserer Station gingen oder rollten in warmen Mänteln und Winterschuhen, mit Mützen oder Hüten, Schals und Handschuhen bekleidet zum Weihnachtsmarkt; Christine, meine Kollegin Mathilde und zwei neue Praktikanten begleiteten die Ausflügler.

Nach zwei Stunden hörte ich lautes Palaver auf dem Gang: »Nein, ich zieh mich hier auf dem Markt nicht aus!« – »Nicht nackt machen, was denken die Leute von mir!« – »Nein, es ist so kalt, bitte alles anlassen.« – »Lassen Sie mich in Ruhe, mir ist kalt.«

Die ganze Truppe weigerte sich bei der Rückkehr vehement, Mäntel und Mützen auszuziehen. Also brachten wir die sieben in kompletter Montur in den Gemeinschaftsraum.

Und sie blieben trotz gemütlich warmer Raumtemperatur fast noch eine Stunde standhaft.

»Warum lassen Sie die alten Leute denn in ihren Mänteln da sitzen?«, fragte eine verwunderte Besucherin.

»Gute Frage, nächste Frage«, hätte ich am liebsten geantwortet.

Oder: »Wir haben Saunatag.«

Oder: »Wirklich? Oje, da haben wir wohl was vergessen. Wie gut, dass Sie uns darauf aufmerksam machen!«

Für wie blöd halten uns manche Angehörigen eigentlich?

Dabei haben die selbst gehörig Potenzial zum Nerven, wenn es um die Wäsche ihrer Lieben geht.

Der Sohn von Hertha Zeise etwa besteht darauf, dass die Mutter Strumpfhosen trägt, auch an Sonnentagen.

So ein Tag war es, als Praktikantin Jennifer mit mir im Frühling Dienst hatte. Jenny war auch eine Realschülerin, allerdings eine, die bereits nach wenigen Tagen gewissenhaft und selbstverantwortlich kleinere Aufgaben übernehmen konnte.

Und weil es eben ein sonniger Tag werden würde, hatte Jenny Frau Zeise nur ein paar Socken unter der Baumwollhose angezogen. Frau Zeise hatte das auch nicht gestört. Doch dann kam Udo Zeise, der einzige Sohn von Frau Zeise. Frührentner. Mit 50.

Ich traue ihm zu, dass er nur vorbeischaut, um nachzusehen, ob wir ihr auch wirklich eine Strumpfhose anziehen, denn die Begrüßung seiner Mutter fällt meist eher kühl aus. Mich hat er, glaube ich, noch nie begrüßt. Warum er mir am ersten Tag sogleich das Du angeboten hat? Keine Ahnung.

»Sven, die hat ja nur Socken an!«, waren seine ersten Worte an diesem Tag, die er an mich richtete.

»Wie bitte? Um was geht's überhaupt?«, fragte ich.

»Ich habe es gestern noch gesagt, und nun hat sie wieder Socken an und keine Strumpfhose!«

»Oh, ich hab deine Mutter heute nicht selbst versorgt, kann also gut sein.«

»Die alten Leute sind hier angezogen wie im Hochsommer!«

»Nun hör aber auf, Udo!«

»Ich gehe jetzt nach unten zur Heimleitung und beschwere mich!«

»Mach das.«

Und fort war er.

Ich überlegte mir, dass er in drei bis fünf Minuten wohl wieder hier oben sein würde, also war Zeit genug … Ich rief Jenny, eilte mit ihr zu Frau Zeise und sah, dass sie wirklich nur Socken trug. Höflich fragte ich die alte Dame, ob wir ihr die Strumpfhose schnell anziehen dürften, bevor ihr Sohn wieder zurück war, weil der doch so viel Wert darauf lege.

»Wenn er es so haben will«, sagte sie freundlich.

Also schoben wir Frau Zeise in ihr Zimmer, zogen ihr Socken und Hose aus, Strumpfhose und Hose UND Socken an und fuhren Frau Zeise wieder zu ihrem Platz am Fenster.

Kurz darauf kam Zeise Junior wieder, ohne unseren Heimleiter, der wohl gerade nicht im Haus war.

»Also, ich habe eben mal nachgeschaut«, sagte ich so unschuldig wie möglich, »deine Mutter hat ja doch eine Strumpfhose an.«

»Hat sie nicht!«

»Natürlich! Und zusätzlich Socken, damit sie nicht friert. Jenny, unsere Praktikantin, wollte ihr was Gutes tun.«

»Ähhm, oh, ja«, sagte Udo, nachdem er sich selbst davon überzeugt hatte. »Wollte es ja nur gesagt haben, aber da hab ich mich wohl verguckt. Bitte nicht persönlich nehmen.«

Zum Heimleiter wollte er dann auch nicht mehr.

»Danke, Frau Zeise«, sagte Jenny, als der Sohn gegangen war.

»Ach, ich weiß auch nicht, von wem er das hat. Regt sich immer so schnell auf, der Junge.«

Ich selbst trage in der Regel eine weiße Hose mit einem weißen Kasack darüber. Aber manchmal brauche ich auch Abwechslung.

»Sven, heute mit einem blauen Kittel? Sehr schön, steht dir gut«, rief mir Kai, der Sohn von Frau Schlesig, zu, als ich eine Kombination in Blau anhatte.

»Du, ich kann alles tragen, was steht mir eigentlich nicht?«, antwortete ich und lachte.

»Keine Ahnung, ich sehe nicht, ob ein Mann gut oder schlecht aussieht, ich stehe nicht auf Männer«, sagte Kai und sein Blick zuckte nervös gen Boden.

»Ich auch nicht. Aber ich kann dir trotzdem sagen, ob jemand gut aussieht oder nicht«, sagte ich.

»ICH NICHT!«, bekräftigte er noch mal und ging schnell weiter.

Ich hatte den eigenwilligen Smalltalk schon wieder vergessen und verteilte Kaffee und Kuchen, als Kai Schlesig plötzlich noch einmal vor mir stand.

»Du, ich bin nicht schwul! Nur weil ich das mit dem Kittel gesagt habe!«

»Es sind auch nicht alle Altenpfleger schwul«, klärte ich ihn auf.

»Ja, ja, vergessen wir die Sache«, sagte er.

»Ach, schade. Was mache ich nun mit den Kerzen und dem frisch bezogenen Bett für uns zwei Hübschen?«, fragte ich und klimperte ein paar Mal mit den Wimpern.

»Mensch, mach nicht solche Scherze!«, rief er im Gehen. Hatte fast etwas von einer Flucht, sein Abgang. Seltsam.

Diese blaue Kombi sorgt tatsächlich immer mal wieder für Irritationen. Als mich Frau Meier darin erblickte, während ich fragte, ob ich sie in den Gemeinschaftsraum bringen soll, sagte sie stockend:

»Oh, ja, gern, aber wie – wie siehst du denn aus? Du bist ja heute so … so … na, wie soll ich sagen? … ANGEZOGEN?«

Hmmm? Ich arbeite eigentlich immer bekleidet im Altenheim. Alles nach Dienstvorschrift. Ehrenwort.

9. Mathilde und Co.
und der Chef vom Ganzen

»Ist das vielleicht Leichengeruch ...?«

Mathilde? Hattest du nicht Frühschicht?«

Mathilde lief eines Nachmittags mit einem Staubwedel über den Stationsflur.

»Ja, aber ich will noch schnell die Steckdosen in der Wäschekammer sauber machen. Morgen kommt doch das Gesundheitsamt zur Hygieneprüfung.« Mit diesen Worten wedelte, ääh, eilte sie auchs chon weiter.

Das ist Mathilde, wie sie leibt und lebt. Sie ist Mitte 50, geschieden und hat zwei erwachsene Kinder. Oft kommt sie nach ihrer Schicht noch zum Putzen vorbei, vor allem, wenn diese Hygieneprüfungen anstehen. Sie ist auf unserer Station die Ansprechpartnerin für die Hygienebeauftragten, arbeitet also in der sogenannten »Hygienegruppe« mit, und muss auch allen Schreibkram, der zu dem Thema anfällt, erledigen. Ich wette, nach dem Putzen sitzt sie nachts noch im Schwesternzimmer über dem »Hygieneordner«.

Ihr Arbeitseinsatz ist ja wirklich lobenswert, nur schade, dass sie eine so nervige Type ist.

Einmal sagte ich etwa zu ihr:

»Du, Mathilde, der Desinfektionsspender im Schwesternzimmer tropft. Ich hab dem Hausmeister mal Bescheid gegeben. So was beanstanden die Hygienefuzzis ja auch immer.« Ich weiß das aus eigener Erfahrung, denn vor Mathilde hab ich mich um den Hygienekram gekümmert.

Da meinte Mathilde:

»Ja, ja, hab ich gemacht, hab ich schon gemacht.«

»Hä? Der wusste aber noch gar nichts davon. Ich hab ihm eben erst Bescheid gegeben.«

»Was willst du denn damit sagen, Sven? Natürlich hab ich den darüber informiert, ist aber schon etwas her. Der soll sich endlich mal kümmern.«

Oder wenn ich ihr erzähle, dass Frau Küster am nächsten Tag von ihrer Tochter etwas früher fürs Wochenende abgeholt werde, dann sagt sie:

»Ich kann mich wirklich nicht um alles kümmern, Sven, dann muss eben heute Nachmittag schon mal jemand die Tasche mit ihr packen.«

»Kein Problem, aber darum ging es mir gar nicht. Ich wollte dich nur informieren.«

Und meist ist sie dann beleidigt und spricht den Rest des Tages nur das Nötigste mit mir. Ich bin inzwischen froh, wenn ich nicht Schicht mir ihr habe. Und wenn doch, dann versuche ich ihr – soweit das der Zusammenarbeit nicht schadet – aus dem Weg zu gehen.

Gelingt mir aber nicht immer.

Ist mir auch nicht gelungen, als Bernd Bruder auf dem Stationsflur stürzte. Ein neuer Praktikant, Markus, hatte Bernd zum Zimmer führen wollen, da war dem alten, schweren Mann plötzlich schwindelig geworden. Er verlor das Gleichgewicht und fiel hin. Unglücklicherweise mit dem Gesicht auf die Brille, so dass er sich an der Schläfe eine Platzwunde zuzog. Das Blut rann Bernd nur so über das Gesicht.

Markus, ein schlaksiger 16-Jähriger, hatte Bernd natürlich nicht auffangen können und stand für einen kurzen Moment in Schockstarre da. Als ich Bernd beruhigt, einen Notarzt gerufen und eine Kompresse besorgt hatte, die Markus nun auf die Wunde drückte, verscheuchte ich mit deutlichen Worten ein paar Gaffer, darunter auch die Schwägerin von Heinz Gundlach, die mal wieder völlig unnötige Kommentare von sich gab. Jetzt fehlte nur noch Mathilde, die an diesem Vormittag ebenfalls Dienst hatte. Doch der Himmel schien gnädig mit mir zu sein, Mathilde war nicht zu sehen.

»Kommst du hier kurz allein klar, Markus? Ich hol mal schnell das Formular für den Notarzt.«

Markus nickte eifrig, er machte das auch wirklich gut, sprach ruhig mit Bernd, den wir sicher am Boden gelagert hatten.

»Der muss das ausziehen«, hörte ich Sekunden später Mathildes aufgeregte Stimme bis ins Schwesternzimmer. Also ließ ich das Formular für den Notarzt in der Schublade und schaute stattdessen schnell nach, was Mathilde gerade wieder anstellte.

Sie wollte Bernd doch tatsächlich ein neues Unterhemd und ein frisches Oberhemd anziehen, da seine Kleidung mit Blut beschmiert war.

»Ey, du ziehst ihm jetzt nichts anderes an!«, rief ich ihr zu. *Das kann doch wirklich nicht wahr sein!*

»Doch, der sieht aus wie abgeschlachtet! Was sollen denn die Besucher denken, wenn wir den hier so liegen lassen?«

»Das ist mir völlig egal, die sollen denken, was sie wollen. Wir wissen doch gar nicht, was er sich getan hat. Erst mal muss der Arzt ihn untersuchen. So lange bleibt er da liegen«, sagte ich.

»Ja, und was soll ich dann machen?«, fauchte Mathilde.

»Du kümmerst dich um die anderen 28 Bewohner, Markus macht das hier prima, und der Notarzt muss auch gleich da sein.«

So war es dann auch. Bernd wurde mit in die Notaufnahme genommen, ein verstauchter Arm war nicht auszuschließen.

Als Mathilde mich danach anpflaumte, weil ich nicht zum klingelnden Stationstelefon rannte, sondern ging, um Bernds Tochter über den Sturz zu informieren, und ich danach zuerst eine rauchen und dann das Unfallprotokoll ausfüllen wollte, reichte es mir.

»Sag mal, was ist eigentlich dein Problem? Vielleicht solltest du auch anfangen zu rauchen, um mal ein bisschen runterzukommen.« Ich hielt ihr meine Zigarettenschachtel hin.

Mit einem abschätzigen »Pfhhh!« warf sie ihren Kopf in den Nacken, so dass ihre Prinz-Eisenherz-Frisur ein paarmal hin- und herruckte.

Und damit war endlich Ruhe. Herrlich, der Tag konnte noch richtig gut werden.

Wenn ein Schichtteam Hand in Hand arbeitet, man sich also aufeinander verlassen kann und sich bei unvorhersehbaren Zwischenfällen aushilft, dann macht die Arbeit trotz aller Anforderungen und auch bei schlechten Rahmenbedingungen viel Freude. Und die gute Stimmung überträgt sich dann natürlich auf die Bewohner.

Gabriele, eine examinierte Teilzeitkraft, die vor drei Jahren zu unser aller Glück gekündigt hatte, war anscheinend angetreten, um zu beweisen, dass es in erster Linie um eins ging: Stress im Team zu verbreiten. Hektisch und meist mit Schnappatmung hechtete sie über die Station, scheuchte uns Kollegen herum und trieb das Stimmungsbarometer in den Keller. Und das nur, weil sie selbst ständig Panik hatte, die Arbeit nicht pünktlich bis zum Feierabend zu schaffen. Sie meckerte in einer Tour über alles und jeden und vergriff sich dabei auch regelmäßig im Ton. Wurde sie dann zurechtgewiesen, weil sich mal wieder eine Kollegin, ein Praktikant, eine Bewohnerin, ein Angehöriger beschwert hatte, erkrankte sie stehenden Fußes. Lief die Krankschreibung aus, kam sie mit beleidigter Miene zurück und ging uns nur noch mehr auf die Nerven.

Manchmal dachte ich damals, dass wir als Versuchsstation für Mobbingfälle ausgesucht worden waren. Vielleicht waren wir Teil einer Live-Doku, und die ganze Welt sah zu, wie eine Altenpflegerin jeden Tag aufs Neue zur Furie mutierte.

»Jetzt beeil dich mal, Jule. Andere wollen auch noch gewaschen werden.« – »Du schläfst wohl gleich beim Gehen ein, Jenny.« – »Jetzt machen Sie doch mal zügig mit, Frau Hummel. Ich habe ja nicht nur für Sie Zeit.« – »Hast du schon dies und das und jenes erledigt? Wie? Nein? Ich bin immer froh, wenn ich nicht mit, dir Schicht haben muss, Sven.«

Lauter Gute-Laune-Sätze also.

Ich habe irgendwann gar nicht mehr auf ihre Sprüche reagiert und mich auch nicht stressen lassen. Schließlich bin ich bisher immer mit meiner Arbeit zeitig genug fertig geworden, auch wenn mal etwas Unvorhergesehenes passierte, selbst wenn ein Bewohner oder eine Bewohnerin krank oder verletzt ins Krankenhaus musste – die Übergabe an die nächste Schicht lief stets reibungslos. Wenn ich Spätschicht habe, sind alle Bewohner bis 20.00 Uhr versorgt, bis halb neun geht die Schicht, also bleibt genug Zeit für Papierkram und die Übergabe.

Gabriele aber wollte, dass wir schon um 19.00 Uhr alles erledigt hätten, ALLES. Das war aber nur zu leisten, wenn man stur und ohne Rücksicht auf die jeweilige Befindlichkeit eines jeden Bewohners die Aufgaben im Affenzahn abarbeitete. Warum sollte man das tun wollen? Um bis zum Feierabend, beziehungsweise bis zur Übergabe, eine Stunde lang im Schwesternzimmer herumzusitzen und Däumchen zu drehen?

So machte es Gabriele. Sie bestand sogar darauf, dass Bewohner bis allerspätestens 19.00 Uhr wieder zurück ins Heim gebracht wurden, wenn Angehörige sie abgeholt hatten. Ich habe mich aber nie an solche Vorgaben von ihr gehalten und mich konsequent ihrer schwachsinnigen Terrorherrschaft verweigert. Bewohner, die sich selbständig auskleiden und ins Bett gehen, können meinetwegen auch erst um 20.20 Uhr eintrudeln. Und auch von denjenigen, die den Nachtdienst schieben, kenne ich keine, die sich weigern würde, einem spät Heimkommenden ins Bett zu helfen.

»Ich bleibe nicht länger!«, war ein Standardsatz von Gabriele.

Ich musste in den 13 Jahren, die ich schon im Altenheim arbeite, vielleicht zehn Mal länger bleiben, also wirklich nicht der Rede wert. Und wenn eine über 80-jährige Frau ihren Mann etwas später als verabredet zurück ins Heim bringt, dann ist das doch kein Weltuntergang. Wir sind alle keine Maschinen, und ein Altenheim ist keine Fabrik, in der jeder Handgriff nach Stechuhr getan werden muss.

Gabrieles Gründe für die Kündigung waren »zu viel Stress, zu viel Druck von der Stations- und von der Heimleitung, Ärger mit den Kollegen«. Als ich das hörte, konnte ich kein Mitgefühl empfinden, schließlich waren all diese Probleme von ihr hausgemacht.

Und wenn ich es richtig sehe, hat ihr keiner auf der Station – wirklich keiner – auch nur eine Träne nachgeweint.

Alles in allem sind wir zurzeit eine ganz gute Mannschaft hier auf der zweiten Etage im Haus Brunhilde. Vor allem haben wir einen wunderbaren Chef, der voll und ganz hinter uns steht, der sich für die Belange sowohl der Bewohnerinnen und Bewohner als auch seiner Angestellten mit Nachdruck einsetzt, und der sich mit Leidenschaft um die wirklich wichtigen Dinge im Haus kümmert. Warum sonst hätte er schließlich extra eine PARKKRALLE für die drei Besucherparkplätze vor dem Haus angeschafft, falls wir als seine Angestellten auf die Idee kämen, unerlaubt dort zu parken?

»Schau mal, Sven!«, triumphierte er im Sommer damit.

»Oh, das gibt's ja nicht, haste deine Drohung also wirklich wahr gemacht?« Ich war für einen Moment echt baff.

»Ja, ich dachte, dass ich dich heute sicher als Ersten erwische.«

»Mir wirst du das Ding nicht an mein Auto machen, Klaus.«

»Ich werde die Kralle schon noch zum Einsatz bringen«, sagte er und rieb sich die Hände vor Vorfreude. In seinem rundlichen Gesicht stand ein breites Grinsen wie eingemeißelt. Ob ihm das jetzt für immer blieb?

Unser lieber Heimleiter Klaus muss unter notorischer

Langeweile leiden, anders kann ich mir diesen fiesen Aktionismus gegen uns Mitarbeiter nicht erklären.

»Und was, wenn mehrere Mitarbeiter vor dem Haus parken? Krallst du dann jede Stunde ein anderes Auto fest?«

»Ich habe gleich mehrere besorgt!«

»Glaube ich dir nicht, zeig her.«

»Das kannst du ruhig glauben, Sven. Und jetzt mach mal deine Arbeit.«

Okay, »wunderbarer Chef« trifft es nicht so ganz, aber man wird ja wohl mal träumen dürfen …

Jule unkte an dem Tag noch, dass der Heimleiter die Parkkralle bestimmt von unserem Brötchengeld gekauft habe. Wir Mitarbeiter können uns für 50 Cent belegte Brötchen als Frühstück nehmen, das Geld wird in einer großen Dose in der Küche gesammelt. Ist sie voll, bekommt der Heimleiter den Inhalt. Pro Monat kommen da sicher zwischen 150 und 250 Euro zusammen. Und eigentlich sollte es dann in der Verwaltung verbucht werden, aber Horst von der Buchhaltung hat angeblich noch nie etwas von diesem Geld gesehen.

Mal rein aus Interesse: Was kostet eigentlich so eine Parkkralle?

Eines Tages hörte ich folgenden Vorwurf von Klaus:

»Sven, der Herr Zeise war bei der Geschäftsführung, als ich nicht da war, und hat sich beschwert. Wegen der fehlenden Unterhemden seiner Mutter und wegen deines Umgangstons!«

»Wie bitte? Ich glaube, es hakt!«

»Wir können so nicht mit den Angehörigen reden, auch wenn die ab und an schwierig und ätzend sind.«

»Frag mich doch erst einmal nach meiner Sicht der Dinge! Da kommt ein Angehöriger, beschwert sich, und du glaubst dem jedes Wort, ohne nachzufragen. Meine Version interessiert dich ja gar nicht.«

»Sven, ich weiß, dass du manchmal einen scharfen Ton draufhast.«

»Ja, habe ich, aber nie gegenüber Angehörigen oder Bewohnern, oder haste so was mal mitbekommen?«

»Nee, das stimmt. Wie dem auch sei, ich muss ein Beschwerdeprotokoll ausfüllen.«

»Dann mach das mal.« Ich wollte mich schon abwenden.

»Ach noch was, ich habe mich mit Frau Zeises Sohn geeinigt, dass er neue Unterhemden kauft und unsere Versicherung für den entstandenen Schaden aufkommt!«

»Wie bitte?«

»Ja, anders geht es nicht.«

»Wieso fragst du mich nicht einmal vorher? Die Wäsche von Frau Zeise wurde am Dienstag abgegeben, heute ist Mittwoch. So schnell kann keiner waschen, am Freitag ist die Wäsche doch wieder da.« Ich war langsam echt genervt.

»Oh. Das wusste ich nicht.«

»Wie auch, wenn du nicht nachfragst.«

»Na ja, jetzt bekommt er die Kosten erstattet, und von dir erwarte ich, dass du dich entschuldigst.«

»Das kannst du vergessen. Frag doch mal Helga und Martina, die haben das Gespräch mitbekommen. Ich hab Udo nur erklärt, was ich dir eben auch gesagt habe. Die Wäscherei braucht nun mal ein paar Tage.«

»Ja, mag sein, aber du musst das allein aus taktischen Gründen machen.«

»Taktische Gründe? Ich bin doch nicht bei der Bundeswehr.«

»Sven, Udo Zeise hat Kontakte!«

»Kontakte?!?«

»Ja, der ist im Männergesangsverein, wenn sich das herumspricht, wie wir die Angehörigen behandeln, das geht nicht.«

»Männergesangsverein? Das ist jetzt nicht dein Ernst.«

»Verdammt noch mal, klar ist das mein Ernst, ich muss mich auch immer wegen irgendeinem Mist bei Leuten entschuldigen, das gehört nun mal dazu!«, fuhr er mich an.

»Sorry, aber das ist dein Problem.«

»Du klärst die Sache.« Sagte es und wies mir den Weg zur Tür.

Ich habe mich natürlich nicht bei Udo Zeise entschuldigt, und es hat auch niemanden mehr interessiert. Udo Zeise versuchte, mir auszuweichen, aber ich grüßte ihn trotzdem immer schön freundlich. Dem Chef konnte ich erst mal erfolgreich aus dem Weg gehen. Bis zu dem Nachmittag, als …

… Käthe Meier mich rief, weil es in ihrem Zimmer müffelte. Sie hatte schon über eine Stunde gelüftet, und es lag auch nichts Verderbliches herum, trotzdem ging der Geruch nicht weg. Ich erinnerte mich, dass wir mal Raumduftsprays geliefert bekommen hatten, nur wo die Flaschen gelagert wurden, das wussten meine Kolleginnen und ich nicht. Und weder der Hausmeister noch sein Helfer war zu finden. Also blieb mir nichts anderes übrig, als den Heimleiter anzurufen.

»Hallo Klaus, sag mal, weißt du, ob es irgendwo im Haus noch etwas von diesen Raumduftsprays gibt?«

»Wieso? Was willste denn damit?«

»Bei Frau Meier müffelt es im Zimmer, frag mich nicht warum, die Ursache ist nicht zu identifizieren.«

»Nach Urin, oder wie?«

»Nein, nur leicht muffig, aber es liegt auch nichts herum, was riechen könnte. Es stört sie aber.«

»Ist das vielleicht Leichengeruch?«

»Nee, ich hab ja mit ihr gesprochen. Und da lag auch sonst niemand tot rum. Mensch, meinste im Ernst, da würde ich nach 'nem Raumduftspray fragen?«

»Wer weiß?«

Und da musste ich mich ganz, ganz doll zusammenreißen, um nicht laut zu schreien:

»Ich bin ein Altenpfleger – holt mich hier RAAAAAUUU-UUUS!«

10. Die jungen heranwachsenden Kräfte in der Altenpflege

**»Ich lieber arbeiten in Nacht,
da nix reden müssen mit Leuten!«**

Zwei junge Typen in hautengen Röhrenjeans und mit gegelten Haaren huschten neulich an ein paar Senioren in der Lobby vorbei. Ich kam gerade aus dem Untergeschoss vom Umkleiden und hörte noch, wie der eine sagte:

»Echt krass, Mann, nur alte Leute hier!«

Die beiden, Schüler einer Gesamtschule des Nachbarorts, hatten sich beim Heimleiter Klaus Hauser für ein Praktikum bewerben wollen, es sich dann aber im Angesicht der Tatsachen doch anders überlegt.

»Die können jede App laden und mit ihren Handys Pizza bestellen, aber einmal zu googlen, was ein Altenheim ist, das scheint nicht drin zu sein«, regte sich der Chef noch am nächsten Tag über die Ignoranz der jungen Männer auf.

Schülerpraktika in Altenheimen sind so eine Sache. Würden sich viele geeignete Schüler bewerben und nach Absolvieren des Praktikums für die Berufsausbildung zur Altenpflegerin beziehungsweise zum Altenpfleger entscheiden, dann wäre das für unsere Gesellschaft wie ein geknackter Jackpot. Schließlich werden in Zukunft zunehmend ältere und weniger junge Bürger in Deutschland leben. Bis 2020 soll es laut Statistik 28 Prozent mehr Pflegebedürftige geben als heute. »Die Pflege ist eine boomende Branche«, heißt es deshalb auch optimistisch.

Na, super! Nur leider will diesen angeblich boomenden Job kaum einer machen.

Gut ausgebildete Altenpfleger und selbst Pflegehelfer sind und bleiben wohl noch eine Zeitlang Mangelware. Auch, weil unser Berufsstand kaum gesellschaftliches Ansehen genießt – es gibt ja auch wirklich nicht viele äußere Anreize, in dem Job zu arbeiten. *Superwenig Lohn für megahohe Arbeitsbelastung* ist kein guter Werbeslogan, um Personal für die Altenpflege zu gewinnen. Wie also fähige Leute für diesen Job motivieren? Da müssten sich die Politiker schon so einiges einfallen lassen. Bisherige Ideen sprechen aber nicht dafür, dass es in der Politik mehr fähige Leute gibt als in den Schwesternzimmern. Oder wie käme man sonst auf die Idee, nicht vermittelbare Langzeitarbeitslose auf die wachsende Generation Rollator und Demenz loszulassen? Hauptsache, die Hygieneprüfer sind zufrieden, oder was? Altenpflege, das ist viel mehr, als Hintern abzuwischen, gut durchzulüften und Desinfektionsmittel zu versprühen.

Selbst Praktikanten, die sich eine Arbeit im Altenheim gewünscht und eigenständig den Platz gesucht haben, gibt es leider nur sehr, sehr selten. Die meisten von denen, die nicht doch noch im letzten Moment abgesprungen sind, hoffen nur darauf, dass die Zeit mit den alten Leuten schnell vorübergeht.

Ich frage unsere Praktikanten oft:

»Und? Kannste dir vorstellen, in der Altenpflege zu arbeiten?«

»Neeee, bloß nicht!« – »Tja, irgendwie nicht.« – »Nö.« – Das sind die häufigsten Antworten.

Und folgende Gründe werden genannt:

»Ist echt nicht mein Ding, mit so alten Menschen.« – »Hier muss man so viel laufen.« – »Ich schraub lieber was.« – »Mann ey, stinkt voll, wenn die kacken. Ich mach lieber was mit Würde.«

Die letzte Antwort kam von Praktikant Tobi.

Für die Senioren im Haus Brunhilde war es wohl das Beste, dass »Nenn mich Tobi«-Tobias sich anderweitig orientieren wollte.

Nachdem ich am ersten Tag gefragt hatte:

»Kannst du Frau Hummel in den Speisesaal begleiten?«, sagte er motiviert: »Jip!«

Ich hatte Tobi zum Zimmer von Frau Hummel gebracht, und er klopfte auch zunächst höflich an, doch im nächsten Moment hörte ich ihn hinter mir mit folgender Ansage für die alte Dame:

»Ey, ich soll dich zum Essen jagen!«

Dass man so nicht mit den Bewohnern spricht und diese selbstverständlich auch siezt, solange sie einem nicht das Du angeboten haben, machte ihn total perplex.

»Wie jetzt? Aber die peilen doch nix«, war sein Kommentar.

Was mich in solchen Fällen zusätzlich ärgert: Dass ich meine Arbeitszeit damit verbringe, absoluten Gefühlslegasthenikern beizubringen, was eigentlich Eltern, Lehrer, wer auch immer, längst hätten vermitteln müssen. Und nicht nur in diesem Fall schien es längst zu spät zu sein. Was Tobi nicht lernt, lernt Tobias nimmermehr.

Solche Tobis gibt es natürlich auch in weiblich und in diversen ethnischen Varianten:

»HHHHHHAAAAAALLLLLLLLLLOOOOOOOO, EYYY! IST HIER DENN KEINER? HAAAAAAAAAAAAAAAAAAAAL-LO???!!!???«

Eine Praktikantin von Station 3, ebenfalls noch Schülerin, brüllte über den Gang unserer Station, während sie Luzie Baumeister im Rollstuhl vor sich herschob.

»Sach ma, tickst du noch ganz richtig?«, platzte ich raus. »Du kannst hier doch nicht so rumschreien. Was soll der Mist?«

»Ich hab die Frau Baumeister«, erklärte sie.

»Das ist kein Grund, hier so rumzubrüllen.«

»Hier war aber keiner.«

»Ja, weil alle irgendwo in einem Zimmer bei der Arbeit sind. Kannste auch von außen sehen. Wenn neben einer Tür das grüne Licht brennt, ist ein Pfleger bei dem jeweiligen Bewohner. Dann klopft man und fragt in normaler Lautstärke, was man wissen möchte. Das ist auf allen Stationen so.«

»Ah, ja, aber ich habe kubanisches Temperament in mir, sieht man doch.« Sie zeigte auf ihre langen dunklen Haare.

Ach, na wenn das so ist ...

»Was ist denn das für ein Blödsinn?«, brachte ich gerade noch heraus.

Ich übernahm dann Luzie Baumeister, die beim Friseur im Haus einen Termin gehabt hatte, und die kubanische Brüllmaus verzog sich im völligen Widerspruch zu ihrer Kultur angenehm leise wieder auf Station 3.

»Hallo, Sven, was haste unserer Marisol denn heute Nachmittag gesagt? Die Arme war ja ganz verschreckt«, fragte mich die Stationsleiterin von der 3, als ich sie am Feierabend noch auf dem Parkplatz traf.

»Nix, sie soll auf unserer Station nur nicht so rumbrüllen, die macht mir die Bewohner ja verrückt.«

»Ach komm, die wurde auf Kuba geboren, das ist bei der so im Blut. Temperament, verstehste?«

»Hä? Das hat doch nichts mit Temperament, sondern mit Rücksichtnahme zu tun. Auf Kuba kann die meinetwegen alte Leute anschreien, wenn das da Usus ist, aber nicht bei uns.«

Ich habe generell natürlich gar nichts gegen Kubanerinnen und auch nicht gegen Polen, Rumänen, Türken, Araber oder sonstige fremdländische Mitbürger. Ich lege bei der Arbeit nur an alle den gleichen Maßstab an.

Oder ist das verkehrt?

Bei Suleyman, einem Hauptschüler, der ein zweiwöchiges Praktikum auf unserer Station absolvierte, gab es jedoch nichts, woran ich Maß anlegen konnte. Und ich konnte mit ihm über das Problem auch nicht diskutieren, denn man konnte sich mit ihm generell nicht verständigen. Keine Ahnung, wie lange er schon in Deutschland war, seinen Sprachkenntnissen nach vielleicht seit drei Monaten:

»Mach du auf, will füttern.« – »Ah, du musst kacken? Holen Hilfe.« – »Willst du trinken, oder was?« – »Ich lieber arbeiten in Nacht, da nix reden müssen mit Leuten.«

Bei der Pflege von alten Menschen und besonders von demenzkranken Menschen ist das Miteinandersprechen Grundvoraussetzung. Punkt.

Deshalb müssen auch die vielen Nachwuchspflegekräfte, die aus dem Ausland angeworben werden, Sprachtests absolvieren oder während ihrer Ausbildung in der Altenpflege bei uns Sprachkurse besuchen.

Nicht nur aus Polen, Rumänien, Ungarn, Tschechien, der Slowakei, Spanien, Griechenland, Serbien, Bosnien-Herzegowina und anderen europäischen Ländern sollen die fehlenden Pflegekräfte kommen, sondern auch aus Asien – speziell China –, Tunesien und von den Philippinen.

Das wird eine feine Multikulti-Pflege! Da freu ich mich vor allem auf das große Mitarbeiterfest im Garten mit einem leckeren Multikulti-Büfett.

Um politisch aber korrekt zu bleiben: Auch von den Praktikantinnen und Praktikanten, die Deutsch sprechen und keinen Migrationshintergrund haben, verfügen nur wenige über ausreichend Potenzial, um in der Altenpflege zu arbeiten.

Tobi haben Sie ja schon kennengelernt.

Einfühlungsvermögen, Hilfsbereitschaft, Toleranz, Umsicht, Verantwortungsgefühl, das sind nur einige der Qualifikationen, die man in der Altenpflege braucht.

Und die scheinen vielen zu fehlen.

Oder wie kann man einer dementen Bewohnerin, die davon überzeugt ist, sie besäße noch eine Wohnung in der Stadt, wo sie jederzeit hingehen könne, zum wiederholten Mal sagen:

»Nein, Frau Teuber, Sie sind hier in einem Altenheim. Sie haben nur dieses Zimmer.«

»Wusste ich, dass die an Demenz erkrankt ist?«, gab mir Praktikant Mark zur Antwort, als ich ihn zur Rede stellte. Er ist 17 und kommt von einem Gymnasium.

»Na, damit musst du hier aber rechnen, wenn du es dir nicht merken kannst.«

»Nee, hätt ich nicht gedacht. Die wirkt doch ganz fit.«

»Ja klar, Elisabeth erzählt auch gern überall rum, dass ich 15 000 Euro für sie aufbewahre.«

»Ja genau.«

»Und du glaubst das?«

»Ja.«

»Das dürfte ich aber gar nicht.«

»Sie erzählt das aber.«

»Ja, weil sie an Demenz leidet.«

»Mmmh.«

»Mmmh-ach-so oder mmmh-glaub-ich-immer-noch-nicht?«

»Mmmh-ach-so, aber ich finde, die wirkt echt fit.«

An einem anderen Tag brauchten drei Bewohnerinnen zur gleichen Zeit Hilfe, sie hatten kurz hintereinander geklingelt. Ich selbst wollte zunächst zu Frau Haberkorn und nachsehen, was los war, sie klingelte nur selten; dann zu Georg Weber, der sicher zur Toilette wollte; Mark schickte ich zu Frau Hummel, die heute Vormittag schon dreimal geklingelt hatte, weil sie etwas angereicht haben wollte.

»Frau Hummel hat heute keinen so guten Tag, sie ist ein wenig verwirrter als sonst«, gab ich Mark noch mit auf den Weg.

Als ich nach etwa acht Minuten, die ich für die Versorgung von Flora Haberkorn und Georg Weber gebraucht hatte, sah, dass an Frau Hummels Tür immer noch das grüne Licht leuchtete, eilte ich sogleich hin.

»Herr, hilf mir. Herr, hilf mir. Herr, hilf mir. Herr, …« Frau Hummel lag auf dem Bett und schickte flehende Stoßgebete gen Himmel.

Mark stand mit den Händen in der Hosentasche daneben.

»Was ist los?«, fragte ich.

»Die will ihren Rosenkranz. Aber das ist doch bescheuert.«

»Wie? Du gibst ihr nicht ihren Rosenkranz?«

»Nee. Ich glaub nicht an dieses Zeug.«

»Schön für dich, aber Frau Hummel glaubt da dran. Und es hilft ihr, sich zu beruhigen.« Ich griff nach dem Rosenkranz auf dem Tisch und gab ihn Frau Hummel.

»Danke, Herr! Danke, Herr!« Agnes Hummel schloss für einen Moment die Augen.

Nachdem ich ihr noch etwas Tee angeboten und sie drei kleine Schlucke genommen hatte, sank sie erschöpft zurück ins Kissen, den Rosenkranz fest in ihren Händen.

»Machen Sie ruhig ein Schläfchen«, sagte ich noch und schob Mark vor mir her zur Tür hinaus.

Im Schwesternzimmer nahm ich ihn mir vor, schließlich haben wir mehr als eine Bewohnerin, die sehr gläubig ist. Und so viel Achtung vor einem anderen Menschen und seinen geistigen Bedürfnissen muss doch wohl drin sein!

Ich hatte am Ende von Marks Praktikum jedoch nicht den Eindruck, dass er etwas von dem einsah, was ich versucht hatte, ihm zu vermitteln. Aber genau weiß man es natürlich nie – die Hoffnung stirbt zuletzt.

Sehr schade und mir unverständlich ist es, wenn ein junger Mensch mit guter Eignung in die Altenpflege möchte, aber seine Eltern oder Verwandten dies nicht gutheißen und sogar versuchen, ihn davon abzubringen.

Sarah Gärtner, eine Abiturientin, machte ein freiwilliges

Praktikum im Haus Brunhilde, auf Station 3. Sarah kannte das Heim und besonders die Station 2 bereits, weil ihre Großmutter seit ein paar Jahren bei uns lebte – Barbara Ulmenhorst, unser Techniknerd, die erste Frau der neuen Generation Mobil.

Die Eltern von Sarah, also Frau Ulmenhorsts Tochter und deren Mann, hatten mich und meine Kolleginnen bisher nicht wirklich ernst genommen. Jedenfalls redeten sie mit uns, als ob wir nicht bis zehn zählen könnten. Da die Gärtners sonst aber freundlich waren, kam es bisher nie zu Auseinandersetzungen.

»Und macht es dir Spaß bei uns im Haus?«, fragte ich Sarah, als sie ihre Pause einmal bei uns unten verbrachte.

»Ja, total, das ist genau mein Ding.«

»Und was halten deine Eltern von deiner Jobwahl?«

»Zuerst gar nichts, und ich glaube, die sind immer noch nicht begeistert.«

Wunderte mich natürlich nicht.

Als Frau Gärtner, Sarahs Mutter, das nächste Mal zu Besuch kam, streckte sie kurz den Kopf durch die Bürotür und grüßte mich freundlich.

Ich war so perplex über diese Ehre, dass ich lediglich nickend zurückgrüßte. Als ich sie kurz darauf mit ihrer Mutter sah, zum Spaziergehen angezogen, drückte ich schon mal den Aufzugknopf.

»Sven, das ist aber zuvorkommend von Ihnen! Wo Sie doch so viel Arbeit haben. Danke sehr.« Sie lächelte.

Hui, das waren ganz neue Töne. Da schien eine Wandlung einzusetzen.

»So viel Zeit muss drin sein«, sagte ich. »Übrigens toll, dass Ihre Tochter in die Altenpflege will.«

Mit diesem Satz erstarb das anerkennende Lächeln auf ihren Lippen.

»Ja, aber – Sie hat doch Abi, wissen Sie?« Und da war dieser Blick, der sagen wollte: *Jeder kann pflegen! Meine Tochter aber ist etwas Besseres!*

»Ich habe auch mein Fachabi gemacht. Und einige meiner examinierten Kolleginnen auch. Und trotzdem arbeiten wir in der Pflege.«

»Ja?« Ungläubig und irritiert schaute mich Frau Gärtner an.

»Welchen Beruf wünschen Sie sich denn für Ihre Tochter?«, fragte ich.

»Ach, so genau weiß ich das gar nicht. Aber erst einmal macht sie ja nur dieses Praktikum, und dann sehen wir weiter.«

In der darauffolgenden Woche war die Wandlung dann bereits fortgeschritten.

Die Gärtners fragten mich, wie lange ich denn schon in der Altenpflege arbeite und was mir daran so viel Freude mache. Der Job sei doch auch hart, da müsse man viel aushalten. Und dann beklagten sie, dass doch viel zu wenig Geld in die Pflege gesteckt würde und so weiter.

Inzwischen macht Sarah tatsächlich ihre Ausbildung als Altenpflegerin, studieren und später unser Land regieren kann sie dann ja immer noch.

Sarah ist bis heute leider noch eine Ausnahme, aber wenn sich die Politik ehrlich darum bemühen würde, unserem Beruf zu mehr Ansehen und Kohle zu verhelfen, dann könnte das noch was werden. Und dann könnten wir Pfleger und Pflegerinnen uns endlich mal wieder auf klassische Praktikantenscherze besinnen und den Nachwuchs »Owidum«-Tabletten bei der Apotheke bestellen lassen, also *Oh-wie-dumm*, höhöhö.

Oder denen, die nicht wissen, was ein »Jahresrückblick mit Dias« ist, diesen mysteriösen Herrn Dias mit dem südamerikanischen Teint und Sonnenhut so genau beschreiben, dass ihn jeder der jungen Leute schon mal im Haus gesehen haben will.

Und wer sich nicht veräppeln lässt, bekommt eine Aschenputtel-Strafe, zum Beispiel: Alle Schrankschlüssel der Station, die Frau Teuber heimlich in ihrer Tasche gesammelt hat, wieder den richtigen Schränken und Vitrinen zuzuordnen. Und zwar dalli, dalli, denn vorher hatte Elisabeth die Schränke alle ordentlich zugeschlossen.

Und wenn sich die Praktikanten beschweren, dass ihnen die Arbeiten zu doof sind, dann schicken wir sie einfach mal mit zur Beschäftigungstherapie. Wenn dann die fitten Bewohnerinnen und Bewohner im Spiel ihre Erinnerung üben, können sich die Praktikanten hinterher einen Kurs in Allgemeinbildung bescheinigen lassen. Die Alten haben in dieser Hinsicht nämlich einiges mehr drauf als unsere Schüler. Die wissen, dass Konstantinopel heute Istanbul heißt, und vermuten nicht, dass sich ein Konstantin in einem Opel dahinter verbirgt. Und die wissen auch, dass bei der Frage nach einem Fluss mit C »Chiemsee« nicht die richtige Antwort sein kann. Außerdem können die Alten gut unterscheiden, ob einer, der grün im Gesicht und hinter den Ohren ist, sich gleich übergeben oder einfach noch viel, viel lernen muss.

11. Zurück in die Vergangenheit

**»Danke! Bist ein guter Jude!
Ähhhh JUNGE, JUNGE wollt ich sagen!«**

Elisabeth, möchtest du auch Kaffee trinken?«, frage ich Elisabeth Teuber wie alle anderen Bewohnerinnen und Bewohner am Nachmittag. Sie sitzt dann meist in ihrem Sechziger-Jahre-Sessel, den ihre Tochter vor dem Einzug ins Heim neu hat aufpolstern lassen.

»Jetzt Kaffee?«, fragt sie beinahe jedes Mal zurück. Und es entspinnt sich immer eine mehr oder weniger ähnliche Unterhaltung zwischen uns.

»Ja ... jetzt Kaffee oder später, wie du möchtest.«

»Mit Kuchen?«

»Richtig.«

»Sind da hinten schon welche zum Kaffeetrinken?«

Sie deutet hinaus auf den Stationsflur.

»Meinst du im Gemeinschaftsraum?«

Elisabeth guckt mich mit großen fragenden Augen an und scheint zu überlegen.

»Im Gemeinschaftsraum sitzen schon einige«, sage ich.

»Kenne ich die?«, fragt sie dann.

»Ich denke schon.«

»Sind das nette Leute?«

»Ja.«

»Wie alt sind die denn?«

»Ungefähr alle in deinem Alter.«

»Oh Gott, man könnte meinen, ich sei hier in einem Altenheim, so wie du redest.«

»Der Eindruck entsteht wirklich schnell, Elisabeth.«

»Zum Glück ist das nicht so.«

»Richtig, wo würde das auch enden …«, pflichte ich ihr bei.

»Aber wirklich. Dann bring mich da jetzt mal hin.«

»Okay.«

»Aber Kuchen krieg ich auch, ja?«

»Klar.«

Gerade wenn das Erinnerungsvermögen einen verlassen hat, wie bei Elisabeth Teuber der Fall, wenn man also nicht immer weiß, wo man gerade ist und wer die Leute um einen herum sind, geben vertraute Gegenstände einem Menschen Halt. Schließlich ist für jeden so ein Umzug in ein Altenheim ein tiefer Einschnitt im Leben, für Menschen mit Demenz aber besonders.

Wer in einem Altenheim lebt, hat seine gewohnte Umgebung, sein Zuhause verloren und musste sich von vielen Erinnerungsstücken und Gegenständen trennen, die ihn zuvor selbstverständlich umgaben. Emotional bedeutsame Dinge – das können eben ein bequemer Sessel sein, in dem man bereits unzählige Nachmittage und Abende verbracht hat, eine wie zur Beruhigung tickende Wanduhr, die man Jahrzehnte zuvor zur Hochzeit bekommen hat, eine vertraute alte Vase, die einem die Mutter einst vererbte – solche Gegenstände sollten unbedingt mit ins Heim ziehen dürfen. Und das ist in der Regel auch der Fall.

Abgesehen von den einheitlichen Betten und Schränken sieht es daher in jedem Bewohnerzimmer anders aus, es kommt mir manchmal so vor, als würde ich beim Eintreten in eine längst vergangene Zeit gebeamt: Eichenmöbel, gediegene Sofas, Vitrinen von anno dazumal, Häkelbilder mit Goldrahmen und Familienfotos an den Wänden, viele Fotos noch in Schwarz-Weiß, goldene Tischuhren, Nippes aus Porzellan und Glas – je nach Lebensstand und Geschmack ist alles vertreten.

In dem Wunsch, sich selbst oder einem Angehörigen das Zimmer wie zu Hause einrichten zu wollen, drückt sich auch die Hoffnung aus, das alte Leben zu erhalten, Vertrautes mit in das fremde Zimmer zu nehmen, damit sich der alte Mensch auch hier wiedererkennen kann – um nicht zuletzt inneren Halt zu finden. Zumal Möbel, Bilder, Gegenstände und bestimmte Kleider oft an individuelle Erlebnisse, Erinnerungen und Geschichten geknüpft sind.

»In dem blauen Kleid mit dem Spitzenkragen haben mein Mann und ich goldene Hochzeit gefeiert«, erzählte mir Rosa Hielscher jedes Mal mit Glanz in den Augen, wenn ich ihren Kleiderschrank aufräumte. Das Kleid war ihr am Lebensende mehrere Nummern zu groß, tragen konnte sie es nicht mehr, aber sie freute sich jedes Mal, es zu sehen. Klar, dass man das dann im Schrank hängen lässt. Finde ich zumindest.

Auch für uns Pfleger und Pflegerinnen ist es hilfreich, ein Stück der früheren Umgebung eines Bewohners zu sehen, die Familienbilder zu kennen, Lebensgeschichten zu hören. So sind manche Verhaltensweisen besser nachvollziehbar.

Etwa Luzie Baumeisters Angst im vollbesetzten Gemeinschaftsraum, der sie an ihre Kindheit im Heim erinnert. Oder Bernd Bruders Vorliebe für Dinge aus Holz, die er dann ausgiebig befingert, weil er selbst früher Tischler war.

Luzie darf natürlich in ihrem Zimmer essen, und Bernd lässt man dann eben mal etwas länger eine Kommode streicheln, die bei einem Einzug eigentlich nur kurz auf dem Flur abgesetzt worden war. Wenn es den Besitzer nicht stört …

Vieles wissen wir von unseren Bewohnern und Bewohnerinnen auch nicht – immerhin bitten wir jeden, einen Biographiebogen auszufüllen: Fragen zu den Eltern, der Herkunft, dem Beruf und der Familie, Angaben zu persönlichen Interessen und Erlebnissen, Vorlieben bei der Kleidung, beim Essen und beim Trinken sowie zu den Schlafenszeiten. Wenn ein Senior, eine Seniorin mit fortgeschrittener Demenz neu ins Heim kommt, dann sollten Angehörige oder auch Bekannte oder Nachbarn diesen Biographiebogen ausfüllen. Für mich und meine Kolleginnen sind die Informationen äußerst hilfreich.

Elisabeth Teuber etwa hat in ihrem Biographiebogen stehen, dass sie gern Orangenlimonade trinkt. Sie selbst weiß das meist nicht mehr, aber wenn man ihr ein Glas von der süßen Brause anreicht, beginnen ihre Augen zu strahlen. Und dann erzählt sie auf einmal lachend, dass es bei ihr zu Hause zum Abendbrot immer ein Glas Limonade gab, auch noch, als die Kinder längst aus dem Haus waren. Sie lebt dann richtig auf und ist ganz erfüllt von den Erinnerungen, die für einen kurzen Moment erwachen.

Hertha Zeise, bei ihrer Parkinson-Erkrankung noch völlig klar im Kopf, weiß, was sie mag und was nicht. Äußert das aber trotzdem nur zögerlich. Ein typischer Fall von übertriebener Zurückhaltung, die man in ihrer Generation häufiger beobachten kann.

Nachdem sie bei uns eingezogen war, las ich ihr am ersten Mittag den Speiseplan vor.

»Frau Zeise, es gibt Fisch in Senfsoße und Kartoffeln dazu oder Nudeln mit vegetarischer Bolognese.«

»Lecker«, sagte sie, ohne sich für ein Gericht zu entscheiden.

Der Sohn hatte uns aber darüber informiert, dass seine Mutter keinen Fisch mag. So hatte ich es am Morgen auch in dem Biographiebogen ergänzt.

»Mögen Sie denn Fisch?«, hakte ich nun nach.

»Joah«, antwortete Frau Zeise gedehnt.

»Irgendwie glaube ich das nicht«, entgegnete ich.

»Doch, Fisch ist gut«, sagte sie.

»Frau Zeise, jetzt mal ehrlich, schmeckt Ihnen Fisch?«

»Ach, na ja, ich mag Fisch nicht sooo gern. Würde den aber essen.«

»So, das war doch nicht schlimm, oder? Sie dürfen immer sagen, was Sie mögen und was nicht. Deswegen schimpft hier doch keiner mit Ihnen.«

»Aber dann heißt es, die Frau Zeise meckert immer.«

»Hab ich deswegen gerade gemeckert? Das tut hier keiner. Auch meine Kolleginnen nicht.«

»Nee. Aber ich will keine Extrawurst.«

»Aber Sie können doch immer zwischen zwei Gerichten wählen, also nehmen Sie heute doch einfach die Nudeln.«

Das hat sie dann auch gemacht und mit Appetit das vegetarische Gericht verspeist.

In den Biographiebögen stehen allerdings nur Einzelheiten, manchmal sogar nur Stichworte. Im alltäglichen Zusammensein mit den Heimbewohnern erfährt man dann einiges mehr aus ihrer Vergangenheit – und in der Zusammenschau erhält man einen Eindruck vom Leben einer ganzen Generation.

Erwin Kroll etwa, Jahrgang 1920, hat den Zweiten Weltkrieg als junger Mann miterlebt, und ihm ist die Zeit als Soldat um einiges präsenter als die Gegenwart.

Als ich einmal in sein Zimmer kam, wollte Erwin gerade in das Waschbecken urinieren, ich half ihm daher rasch auf die Toilette. Als er auf dem Klo saß, begann er unvermittelt und aus voller Kehle das verbotene Horst-Wessel-Lied zu singen. Für alle, die es nicht kennen, hier die ersten Liedzeilen, danach ist alles klar: »Die Fahne hoch! / Die Reihen fest geschlossen! / SA marschiert / Mit ruhig festem Schritt …«

»Du solltest dich mal lieber auf dein Geschäft konzentrieren«, riet ich Erwin.

»Hat deine Mutter dir die Hymne nicht beigebracht?«, fragte er entrüstet.

»Nein, kann mich nicht daran erinnern«, sagte ich.

»Schlimm!«, antwortete er und schüttelte den Kopf.

Ein anderes Mal sagte er morgens, als ich ihm das Frühstück brachte:

»Verdammte Scheiße, wer ist denn jetzt bei der Flak, wenn du hier bist?«

Ein historisches Flugabwehrgeschütz in unserem Altenheim, damit sich die Kriegsgeneration heimischer fühlt, das würde sicher Schlagzeilen machen …

»Bei der Flak? Keine Ahnung, wer heute eingeteilt ist«, sagte ich.

»Herrje, dann müssen wir da jetzt hin.«

»Nee, lass mal sein, ich habe gerade Kaffee für dich dabei.«

»Bist du bescheuert? Wir müssen zur Flak!«

»Da passiert schon nichts, keine Panik, Erwin.«

»Doch, eben waren zwei Feinde auf dem Feld, die haben wir abgeschossen.«

»Mit der Flak?«

»Sicher.«

»Ja, dann greifen die uns nicht mehr an.«

»Da kommen noch mehr!«

»Ja gut, dann gehe ich jetzt und säubere das Feld von den Feinden«, sagte ich und stellte ihm das Frühstück auf sein Tischchen.

»Ja, das musst du machen! Los, beeil dich.«

Ich hab mich dann auch wirklich beeilt ... und weiter Frühstück ausgegeben.

»Wir wischen einem ehemaligen Nazi den Arsch ab«, ereiferte sich mal eine Kollegin.

Die hat ein Problem damit. Kann ich auch verstehen. Sie will Erwin das Singen solcher einschlägigen Lieder am liebsten verbieten oder ihm klarmachen, der Krieg sei – Gott sei Dank – verloren und vorbei! Das könnte aber bei Erwin solche Aggressionen auslösen, das möchte man sicher nicht miterleben. Regt er sich auf, brüllt er, beschimpft alle, und man muss Angst haben, dass er bei seinem angeschlagenen Herz noch einen Infarkt bekommt. Das kann es auch nicht sein.

Hitler und der Antisemitismus sind aber nun mal bis heute in den Köpfen der Menschen eingebrannt, die diese Zeit bewusst miterlebt haben – auch wenn die meisten Senioren, vor allem die geistig fitten, nicht darüber reden möchten.

»Du, lief da nicht gerade der Führer vorbei?«, fragte mich Heinrich Kögel, ein inzwischen verstorbener Bewohner, mehrmals am Tag. Er meinte Hitler und klang gar nicht erfreut. Heinrich stellte immer nur diese eine Frage, kommentierte sie nicht weiter, erzählte nichts. Vom Sohn erfuhr ich, dass der Vater mehrere Jahre in russischer Gefangenschaft gewesen war, danach aber nie mit seiner Frau oder den Kindern über das Erlebte gesprochen hatte. Die Verdrängung hatte so weit gut funktioniert, nur dieser Hitler ließ sich anscheinend partout nicht verdrängen.

Als mich Rita Paulsen vor der großen Weihnachtskrippe im Eingangsbereich stehend empört darüber in Kenntnis setzte, dass der »Führer« fehle, stutzte ich.

Ich hatte Rita völlig anders eingeschätzt.

»Was hat der Führer in der Krippe zu suchen?«, fragte ich perplex.

»Na, eine Krippe ohne Führer ist doch nichts, da läuft doch dann alles schief«, sagte sie.

»Also ich weiß nicht. Mit dem Führer würde die Krippe aber sehr merkwürdig aussehen.«

»Aber die Kamele wissen doch gar nicht, wohin sie laufen müssen«, sagte sie.

Ahhhh, der Kamelführer fehlte, da hatte sie recht. Oh Mann, ich war anscheinend ganz schön fixiert, wenn jemand auch nur das Wort *Führer* in den Mund nahm.

Es gibt Aussprüche, die will man lieber nicht hören und andere wollen sie eigentlich auch gar nicht kundtun – und gerade deshalb bildet man sich ein, sie zu hören, oder sie rutschen demjenigen ungewollt heraus.

Rosa Hielscher, eine Dame mit Bildung und Benimm, hatte mal an einem Vormittag um eine Tasse Kaffee gebeten.

Als ich sie ihr brachte, sagte sie:

»Danke! Bist ein guter Jude!«

Ich schaute sie verblüfft an. Das war mir neu.

»Ähhhhh *Junge, Junge* wollte ich sagen! Oh Gott, hab ich wirklich *Jude* gesagt? Bitte entschuldige, Sven. Nee, oh nee. Was ist nur in mich gefahren!«

»Und wenn ich Jude bin?«, fragte ich.

»Na, wollen wir mal nicht vom Schlimmsten ausgehen!«, antwortete sie und nippte an ihrem Kaffee.

Tatsächlich hat mich Erwin schon ein paar Mal entrüstet gefragt, ob ich Jude sei. Wenn ihm dann sage, dass ich der römisch-katholischen Konfession angehöre, klopft er mir brüderlich auf den Rücken.

Wenn ich nicht von seinem schwächelnden Herz wüsste, ich würde gern einmal behaupten, Jude zu sein.

Die Kriegsgeneration hat Unterdrückung, Verfolgung, Armut, Hunger, Bombenhagel und die Trümmerzeit miterlebt und trägt die Erfahrungen immer noch in sich, auch wenn sie durch Alzheimer und Co. nicht immer abrufbar sind. Umso heftiger brechen dann aber Erinnerungen durch, wenn man gar nicht damit rechnet.

Annegret Söder, 94, die bis vor wenigen Monaten noch geistig und körperlich rege war, schaute abends einmal eine Fernsehreportage über das Zugunglück in Eschede und schrie laut um Hilfe.

»Die Bomben fallen in Westfalen!«, rief sie mir beim Eintreten ins Zimmer entgegen.

»Annegret, beruhige dich, alles ist gut, hier fallen keine Bomben.«

»Doch. Bombardierung von Westfalen, wir müssen weg!« Sie hievte sich hektisch aus dem Sessel.

Jetzt erst sah ich die Fernsehbilder von dem entgleisten und demolierten Zug. Ich brauchte zehn Minuten, bis ich Annegret überzeugen konnte, dass wir uns nicht mitten im Krieg befanden.

Schreckenserlebnisse wie Bombenanschläge im Krieg, selbst wenn sie Jahrzehnte zurückliegen, können auch eine noch geistig fitte Bewohnerin plötzlich wieder ergreifen und große Verwirrtheit auslösen. Das berührt einen natürlich auch, zumal man spürt, dass es oft unverarbeitete Erlebnisse sind, die immer noch auf der Seele des inzwischen gealterten Menschen lasten. Wir Pfleger und Pflegerinnen können da aber auch nur für den Moment helfen.

Häufig erleben meine Kolleginnen und ich, wie selbstsicher sich sonst verwirrte und orientierungslose Bewohner in einer längst vergangenen Lebenszeit bewegen.

»Hast ja die Sachen noch schneeweiß«, sagte Bernd Bruder einmal zu mir. Er meinte die Dienstkleidung.

»Jawohl, habe mich heute noch nicht eingesaut«, gab ich belustigt zurück.

»Das sieht dir ähnlich, fragt sich nur, wer die Kohlen schleppt.«

»Kohlen?«

Hmmm, was kommt denn jetzt?

»DIE REICHSBAHN KANN NUR MIT KOHLE FAH-

REN, KERL NOCH MAL!«, rief er aufgebracht. »MACH LOS! DU MUSST DA VORN ZU DER LOK.« Er deutete Richtung Aufzug.

Oh, ich arbeite jetzt also auch noch als Kohlenschaufler bei der Reichsbahn!

Das war vermutlich vor meiner Karriere als persönlicher Bartscherer des Führers …

Wie man sieht, kann man sich als Altenpfleger teure Sitzungen für spirituelle Rückführungen in andere, frühere Leben, persönlichkeitserweiternde Drogen und Seminare zum Thema »Welche Talente stecken noch in mir« sparen.

Das ist *all inclusive*. Aber pssst!

Nicht, dass noch jemand auf die Idee kommt, uns das vom Lohn abzuziehen.

12. Der liebe Besuch

»Oma, ich hab nur noch dich, kannst du mir nicht Geld geben?«

Wer wünscht sich für seine hochbetagten Eltern nicht das Beste? Doch was ist das Beste?

Stellen Sie sich zum Beispiel mal vor, Ihre 95-jährige Mutter, sie leidet schon ein gutes Jahrzehnt an Diabetes, lebt in einem Altenheim. Sie sind am Mittag zu Besuch bei ihr und begleiten sie in den Speisesaal. Kurz darauf steht ein appetitlich angerichteter Teller mit magerem Hühnerfleisch, Möhrengemüse und Petersilienkartoffeln vor Ihrer Mutter auf dem Tisch. Diätkost. Die Tischnachbarin, eine leicht demente, sonst aber kerngesunde alte Dame bekommt zeitgleich duftendes Gyros mit Reis, Zaziki und Krautsalat serviert. Vollkost. Sie wissen, Ihre Mutter liebt Gyros. Und Sie lieben Ihre Mutter. Die Tischnachbarin schaut gerade mal nicht hin. Hand aufs Herz, würden Sie eingreifen, wenn Ihre Mutter mit der Gabel vom fremden Teller speist?

Meine Kollegin Miriam von Station 3, die diese Szene beobachtete, griff natürlich ein.

»Ähm, was machen Sie da, Frau Funnekötter?«

»Ich esse!«, antwortete diese ungerührt.

»Ja, aber doch bitte nicht vom Teller Ihrer Tischnachbarin!«

Die Tochter von Frau Funnekötter verteidigte ihre Mutter. »Ach, Schwester Miriam, Gyros schmeckt ihr doch so gut!«

Auf die Idee, mal zu fragen, ob es ausnahmsweise auch Gyros für die Mutter geben könnte, ist die Tochter nicht gekommen. Zum Glück aber Miriam – und den Blutzuckerspiegel hat sie später natürlich auch kontrolliert.

Die meisten Besucher würden ganz sicher zustimmen, dass sie sich nur das Beste für ihre Angehörigen, Freunde oder Bekannten wünschen, die im Heim leben. Aber ob sie auch zugeben würden, dass sie hier bei uns mit dem Schlimmsten rechnen?

Ich würde manchmal nur zu gern wissen, wieso. Haben die zu viele Schock-Dokus aus Altenheimen gesehen?

Jochen Lüders, der Sohn von Bertha Lüders, kommt nur alle paar Wochen mal, um seine Mutter zu besuchen, bleibt dann maximal eine Stunde. Als ich an einem Samstagnachmittag, nachdem ich ein paar Unterlagen in die Verwaltung gebracht hatte, zügigen Schritts auf dem Weg zurück zur Station war, holte ich am letzten Treppenabsatz Jochen Lüders ein. Er schlich gerade zur Glastür und schaute vorsichtig hindurch. Anscheinend wollte er nicht gesehen werden. Und nicht gehört. Denn er stand dort, die Schuhe in der Hand. Wollte er seine Mutter auf Socken überraschen?

»Ähem«, räusperte ich mich, und er zuckte zusammen.

»Ich wollte nur mal hören, wie Sie und Ihre Kolleginnen so mit meiner Mutter reden«, erklärte er die Situation.

»Nicht anders, als wenn Sie dabei sind«, sagte ich.

Und wenn du öfters kommen würdest, dann wüsstest du das wahrscheinlich auch und müsstest nicht einen auf Sockenschleicher machen.

Misstrauen muss auch die Tochter von Elisabeth Teuber, Iris Jäckel, umtreiben, so wie die oft drauf ist.

»Sven, war was bei meiner Mutter?«, fragte sie mich eines Nachmittags.

»Nee, bis jetzt nichts Besonderes vorgefallen.«

»Na, na, na, da biste aber schlecht informiert!«, zischte sie.

»Wieso? Wir hatten eben Übergabe, wenn etwas gewesen wäre, hätte mir das meine Kollegin Mathilde gesagt.«

»Tja, mangelnde Kommunikation vielleicht?« Aus Iris' dunklen Augen blitzte es kampfeslustig.

»Was soll denn nun losgewesen sein?«, fragte ich.

»Meine Mutter hat das Mittagessen nicht gegessen!«

»Hmm, das hätte ich bei der Übergabe aber erfahren.«

»Weißte, wer mir das gesagt hat?«, fragte Iris mit triumphierendem Blick.

Hoch, langsam ist mir das Spiel zu blöd. Wenn sie sich beschweren will, dann soll sie nicht so eine Geheimniskrämerei veranstalten.

»Du sagst es mir bestimmt gleich«, erwiderte ich.

»Ich habe den Sohn von Frau Zeise getroffen, seine Mutter sitzt bei meiner Mutter mit am Tisch. Der hat es mir eben draußen auf dem Parkplatz erzählt.«

Also! Wie die mich, ohne mit der Wimper zu zucken, einfach so anlügt …

»Ah ja?«, sagte ich und zog die Augenbrauen zweifelnd zusammen. Eine Chance für sie, noch die Kurve zu kriegen oder sich ganz schnell aus dem Staub zu machen. Tat sie aber nicht. Stattdessen drückte sie den Rücken durch und hob überlegen ihren Kopf mit den schwarzen kurzen Locken.

»Ja, und ich möchte über so was informiert werden, falls Mama keine Nahrung aufnimmt.«

»Iris, jetzt mal ehrlich, was soll der Quatsch?«, fragte ich.

Der Kopf ruckte wieder runter und sie zog die Schultern ein. »Wieso, was – was meinst du? Ich rede doch keinen Quatsch!«

»Nein? Der Sohn von Frau Zeise ist vor vier Tagen nach Spanien gereist, er kommt erst in gut zwei Wochen zurück. Ich kann mir nicht vorstellen, dass Udo heute mal eben zum Mittag hier eingeflogen ist. Also, bevor dieses Gespräch noch ausartet, vergessen wir das jetzt besser. Okay?«

»Aber nein, dann – dann war es jemand anderes, so gut kenne ich die Leute auch nicht.«

»Doch, den Udo kennst du, der wohnt auch ganz in deiner Nähe. Und außerdem wüsste ich, wenn Elisabeth nichts gegessen hat. Das ist ja unser Job, die Bewohner zu versorgen.«

»Na, dann hoffe ich mal, dass Mutter heute Abend gut isst«, sagte sie und tat beleidigt.

Jetzt ärgerte ich mich langsam wirklich. Null Schuldbewusstsein hatte die.

»Ich kann ja später mal Udo anrufen, der hat anscheinend magische Fähigkeiten und kann das von Spanien aus beurteilen«, rutschte es mir heraus.

Keine Ahnung, was die Aktion sollte.

Oder doch?

Iris Jäckel will ständig beweisen, dass sie den Überblick hat. Nach meiner Meinung kommt sie mit der Demenz ihrer Mutter nicht klar. Sie besucht Frau Teuber regelmäßig, ist dann aber im Grunde nur am Meckern, meist wegen Nichtigkeiten, die gerade Demenzpatienten oft passieren und wofür sie nichts können. Etwa dass die Bibel der Mutter mal wieder unauffindbar ist, die Brille statt im Etui in einer Socke aufbewahrt wird oder der Zahnbecher als Trinkbecher dient. Und mir will sie dann zeigen, dass sie alles, alles unter Kontrolle hat, selbst wenn sie gar nicht hier ist. Na, toll! Wem bringt das was?

Dabei gibt es inzwischen wirklich ein gutes Angebot für Angehörige von demenzkranken Menschen. Aber sich selbst in Frage zu stellen fällt ja den meisten Leuten schwer. Dann doch lieber alles auf die anderen schieben.

»Tun Sie dem Georg etwas in den Kaffee, oder warum schläft der am Nachmittag immer ein, wenn ich komme?«, fragte mal ein Freund von Georg Weber, der wöchentlich zu Besuch kam.

Es ist ein nicht auszurottendes Vorurteil, dass die alten Menschen in Altenheimen mit Beruhigungs- und Schlaftabletten ruhiggestellt werden. Weil sie zu viel Arbeit machen.

Also ich kann zwar nicht für jedes Heim sprechen, aber unser Haus Brunhilde und auch andere Heime, die ich kenne, machen so etwas nicht. Hat ein alter Mensch Schlafprobleme, ist innerlich sehr unruhig, dann sprechen wir mit den Angehörigen und dem behandelnden Arzt und überlegen zusammen, was man tun kann.

Manchmal sind Schlaftabletten eine mögliche Maßnahme, aber nicht immer. Und schon gar nicht entscheide ich das als Pfleger allein.

Übrigens hatte Georg Weber keine Lust, den stundenlangen Ausführungen seines Freundes über dessen Modelleisenbahn und die neueste Steuerungstechnik zuzuhören, da machte er lieber ein Nickerchen.

Unter dem Dach eines Altenheims kommen viele verschiedene Menschen zusammen, egal, ob reich oder arm, gebildet oder ungebildet, höflich oder dreist – alle Typen, alle Charaktere lassen sich hier finden. Das macht die Arbeit nicht unbedingt leichter, aber zumindest wird es dadurch auch nie langweilig.

Bald kennt man seine Pappenheimer – und da der Apfel gewöhnlich nicht weit vom Stamm fällt, hat man auch die Angehörigen meist schnell zugeordnet.

Vor drei Jahren etwa ist Flora Haberkorn auf unserer Station eingezogen. Ihre Tochter, Daniela Haberkorn, besucht seitdem jedes Wochenende, immer zur Kaffee-und-Kuchen-Zeit, ihre Mutter. Beim ersten Zusammentreffen kannte ich die junge Frau Haberkorn nur vom Sehen und mit Namen, unterhalten hatten wir uns noch nicht miteinander.

Sie kam dann eines Nachmittags in den Gemeinschaftsraum und sah sich um. Mich würdigte sie keines Blickes, obwohl ich eigentlich nicht zu übersehen bin. Aber ich kam in ihrer Wahrnehmung wohl bloß als weißer blinder Fleck vor – womöglich, weil ich keinen Kuchenteller vor mir stehen hatte.

Ein gutes Dutzend Bewohner saß an den Tischen, die meisten waren bereits versorgt, ich hatte neben Hertha Zeise Platz genommen, die wegen ihrer Schüttellähmung, also der Parkinson-Erkrankung, manchmal Hilfe braucht beim Essen.

»Ach, der Kuchen sieht ja lecker aus!«, rief Daniela Haberkorn mit Blick auf den Teller von Agnes Konstanze Hummel. »Mohnkuchen, hmmm … Der ist bestimmt schön saftig.«

Frau Hummel lächelte die Dame an, die nun neben ihr stand, und wollte gerade die Kuchengabel ansetzen.

»Der sieht wirklich unverschämt lecker aus, Mohnkuchen habe ich ewig nicht gegessen. Schmeckt Ihnen der Kuchen?«

Frau Hummel nickte zaghaft.

»Jaha, das glaube ich. Mir läuft auch schon das Wasser im Mund zusammen.«

Was tat nun Frau Hummel? Sie teilte mit ihrer Gabel den Kuchen und bot der Haberkorn-Tochter die eine Hälfte an.

Diese ließ sich nicht zweimal bitten, griff zu und biss hinein. Drei Happen, weg war der Mohnkuchen.

»Hallo, Frau Haberkorn, meine Kollegin holt gerade Nachschub, wir hätten sicher auch ein Stück für Sie übrig gehabt«, mischte ich mich jetzt doch mal ein.

»Nee, Herr Pfleger, die Frau wollte das Stück gar nicht ganz, sie hat es gern geteilt.«

»Ja, weil Sie die ganze Zeit von dem Kuchen geschwärmt haben. Die Generation ist so, die gibt dann eben ein Stück ab.«

»Wollen Sie mir jetzt ein schlechtes Gewissen einreden? Ich habe mir da wirklich nichts dabei gedacht.«

»Ich sag es aber noch einmal: Bitte fragen Sie das nächste Mal mich oder meine Kollegin, wenn Sie Kuchen haben möchten, und nicht unsere Bewohnerinnen.«

»Daniela, haste einen Platz für uns gefunden?« Die tiefe Stimme von Flora Haberkorn erfüllte den Raum. »Hmmm … es gibt Mohnkuchen. Ist bestimmt schön saftig. Den habe ich ewig nicht gegessen.«

Und so nahmen die beiden Haberkorn-Damen an einer

freien Tischecke Platz und warteten auf den Service mit dem unendlichen Mohnkuchen-Nachschub.

Mit einem Blumenladen mussten Daniela Haberkorn und ihre Begleiterin den Vorgarten vom Haus Brunhilde verwechselt haben, denn sie pflückten dort fröhlich blühende Narzissen. Man hatte vom Eingangsbereich einen guten Blick darauf, aber der Infoschalter war gerade nicht besetzt und niemand sah die beiden – außer mir. Ich musste aber flugs den Hausmeister suchen, weil wir ein Problem mit der Elektronik auf unserer Station hatten.

Zeitgleich mit mir und dem Hausmeister, nur dass wir die Treppen und die Damen den Aufzug genommen hatten, erreichten Daniela Haberkorn und ihre Begleiterin die Station. Und stürzten auf Flora Haberkorn zu, die in einer Sitzecke anscheinend schon wartete.

»Hier Mama, gerade noch für dich GEKAUFT, das ist doch ein schöner Strauß, isser doch, ja isser, nicht wahr?«

Mein Kommentar, dass »so ähnliche schöne Blumen ja auch den Vorgarten von diesem Haus schmücken«, wurde mit einem bösen Blick bestraft.

Übrigens weiß ich inzwischen, dass Daniela Haberkorn in einem großen Unternehmen die Buchhaltung leitet, gut verdient, unverheiratet ist und keine Kinder hat.

Warum muss die sich Kuchen erschleichen und Blumen stehlen? Ich verstehe das mal wieder nicht, kann eigentlich nur an den Genen liegen. Es muss ein Dreistigkeitsgen geben, das sich wie braune Augen dominant durchsetzt bei der Vererbung.

»Sven, wie sprichst du denn mit den Leuten?«, meckert Mathilde mich schon mal an.

Sie kann meinen oftmals lockeren Umgangston nicht ab, legt mehr Wert auf Etikette und höfliche Distanz.

Aber auch ich weiß, was sich gehört, und ich kann mein Gegenüber in den meisten Fällen auch gut einschätzen, so dass ich nur mit denen locker oder direkt spreche, die das auch vertragen können. Wenn mir aber einer blöd kommt, dann kann ich auch blöd zurückschießen – und manchmal muss man das auch, finde ich.

Bei dem Sohn von Annegret Söder etwa, da bin ich weder locker noch halte ich mich zurück, das wäre ja noch schöner! Als Annegret noch fit war, sagte sie über ihren Sohn immer, der schlage ganz aus der Reihe, sie wisse auch nicht, woher er das habe. Am besten sei es, man lasse ihn rumschreien, bis er sich von selbst beruhige.

»DERJENIGE, DER DIE UHR BEI MEINER MUTTER VERSTELLT HAT, DEM HAUE ICH DIE ZÄHNE AUS DER FRESSE!«

Sympathisch, nicht?

Das ist so ein typischer Schreisatz von Kurt Söder.

Hintergrund seines wütenden Auftritts: Kurt Söders Mutter hat eine uralte Pendeluhr an der Wand, die mit Batterien läuft. Die Uhr geht jedoch auch mit neuer Batterie immer etwas nach. Das Teil hat nun mal eine Macke.

Kurt Söder ist vielleicht 65 Jahre alt und muss auch eine Macke haben.

»Na, na, das ist ja ein Ton hier!«, ermahnte ich ihn dieses Mal.

»WAS – WAS – WAS, HÄ – WAS WILLST DU? WILLST DU MIR DAS MAUL VERBIETEN, ODER WAS?«

»Nee, aber was soll das Geschreie, wir sind hier doch nicht in irgendeiner Steinzeithöhle!?«

»DER, DER DA DIE UHR VERSTELLT, DEM HAUE ICH ALLES AUS DEM GESICHT!«

»Da verstellt keiner was, die Uhr ist einfach defekt. Und dieses aggressive Verhalten geht gar nicht.«

Drei Schritte kam der Wüterich nun auf mich zu, ganz nah stand er jetzt vor mir.

»UND WENN DU DAS WARST, VOR DIR HABE ICH KEINE ANGST, ICH HAUE DIR DIE ZÄHNE AUS DER VISAGE, DAS SAG ICH DIR.«

Mit hochrotem Kopf schaute er zu mir auf. Nun wusste ich nicht, ob ich lachen oder weinen sollte: Kurt Söder ist höchstens 1,65 Meter groß, also um einiges kleiner als ich, eine Mischung aus Danny de Vito und dem Verstand einer eingelegten Gurke.

»Nö, auf so ein Niveau gehe ich nicht runter, so reden die Möchtegerngangster in der 8. Klasse, Herr Söder.«

»PASS AUF, DU!«

Am nächsten Tag redete der Chef ein Wörtchen mit dem Wutzwerg, denn sein Verhalten macht Bewohnern wie Personal auf der Station Angst. Vor allem die dementen Senioren reagieren mit Panik.

Er wurde erst mal nur verwarnt, aber ich bin mir sicher, dass er noch Hausverbot bekommt, der hat sich einfach nicht unter Kontrolle.

Noch so einer, der familiär aus der Reihe schlug, kam bis zum Tode seiner Großmutter einmal pro Woche zu Besuch. Aber nicht, um seiner Verwandten eine Freude zu machen, sondern um sie anzubetteln.

»Oma, ich hab nur noch dich, kannst du mir nicht Geld geben?«, hörten ich oder meine Kolleginnen ihn mehr als einmal die alte Dame fragen.

Der Mann war um die 40 Jahre alt, lebte, wie allgemein bekannt war, auf der Straße. Abgebrochenes Studium, Alkohol, Drogen, das volle Programm.

Seine Großmutter, die mit einem angesehenen Arzt verheiratet gewesen war und zwei Söhne hatte, war für ihre 96 Jahre gesundheitlich und geistig wohlauf. Nur wenn der Enkel kam, regte sie sich immer sehr auf und saß noch eine Stunde danach mit erhöhtem Blutdruck da.

Vermutlich bestanden die Söhne seinetwegen darauf, dass die Oma keinerlei Bargeld von ihrem Taschengeld ausgezahlt bekam, sondern die Beträge, die für Friseur und anderes anfielen, abgebucht wurden. So konnte sie dem Enkel also auch nichts geben, selbst wenn sie gewollt hätte. Besser war es wohl.

Ich fragte mich aber, warum die Söhne, ebenfalls angesehene Titelträger, nicht häufiger zu Besuch kamen, denn denen wollte der Enkel bestimmt nicht in die Arme laufen. Mehr Präsenz bei der Oma hätte einiges an Aufregung und Kummer erspart und ihr stattdessen eine Freude bereitet, das wäre noch mehr wert, als nur das Taschengeld kurz zu halten.

Mit dem lieben Taschengeld für die Senioren im Heim ist das oft so eine Sache … Die Nichte von Ruth-Maria Bremer hebt regelmäßig den vereinbarten Betrag ab, aber ich habe noch nie erlebt, dass davon etwas für sie gekauft wurde.

Selbst die Haare macht die Nichte der alten Dame selbst, die danach immer wie ein gerupftes Huhn aussieht.

Nachdem Ruth-Maria Bremer einmal von einem zweiwöchigen Krankenhausaufenthalt zurückkam, litt die alte Dame kurzzeitig an einer starken Verwirrtheit und zerschnitt in der ersten Nacht im Altenheim ihre sämtlichen Unterhemden.

Also sprach ich die Nichte an, erklärte ihr die Sache und fragte, ob sie neue Unterhemden besorgen könne.

»Ja, ich habe das schon gehört! Ich möchte die Wäsche bitte haben«, sagte sie streng.

»Die zerschnittenen Unterhemden?!?«

»Ja. Und die Namensschildchen, die darin eingenäht waren.«

»Tut mir leid, aber das haben wir nicht aufbewahrt, so was werfen wir fort, die Sachen waren in tausend Teile zerschnitten.«

»Sie haben das alles fortgeworfen? So etwas kann man nähen.«

»Nee, das war wirklich kaputt«, versicherte ich ihr.

»Ich möchte die Stationsleitung sprechen.«

»Die ist heute nicht da.«

»Dann die Stellvertretung!«

»Mit der reden Sie gerade.«

»Ich will die Sachen haben! Die Wäsche hätte genäht werden können!«

»Ihre Tante bekommt doch jeden Monat Taschengeld, kann man davon nicht mal einen Zehnerpack Unterhemden kaufen?«, wagte ich mich kühn vor.

»Tja, typisch Ihre Generation. Einfach immer alles neu kaufen.«

Hä? Was geht denn hier ab?

Ich ermahnte mich in Gedanken, ruhig zu bleiben.

»Selbst meine Kollegin, die demnächst in Rente geht, hat nicht gerufen, dass wir die ollen Dinger behalten sollen. Also das ist sicher kein Generationending.«

»Aber wo kommen wir denn da hin, wenn alles einfach weggeworfen wird?«

»Ehrlich, die Hemden waren klitzeklein geschnitten! ... Ach, wissen Sie was, ich kaufe Ihrer Tante morgen einen Zehnerpack Baumwollunterhemden.«

»Und von welchem Geld?«

»Von meinem, so viel habe ich noch übrig, ich ziehe Ihrer Tante keine Flickenhemden an.«

»Das müssen Sie aber nicht bezahlen!«

»Wer dann?«

»Es kommt ja nicht aufs Geld an.«

»Also dann kaufen Sie doch selbst die Hemden.«

»Nein, ich möchte die alten Hemden nähen. Das geht, ich zeige Ihnen das.«

»Aber die Fetzen sind längst im Müll, ich kann nicht auf die Müllhalde fahren und die zerschnittenen Sachen da raussuchen, die Sachen sind weg. So ist das nun mal. Am besten reden Sie mit dem Chef, wir kommen hier ja nicht weiter.«

»Und was bringt das dann?«

»Der sagt Ihnen dann, dass Sie von dem Taschengeld Ihrer Tante mal neue Unterhemden besorgen sollen.«

»Unverschämt. Ich gehe jetzt zum HEIMLEITER!«

»Ja, machen Sie das.«

Der Chef sagte ihr dann genau das, was ich ihr vorher schon prophezeit hatte.

Und am nächsten Tag kam sie mit einem Zehnerpack Baumwollunterhemden. Supersonderangebot, versteht sich.

Natürlich sind nicht alle Angehörigen so. Auch hier tummeln sich alle möglichen Typen – die lieben und die ketzerischen, die gutmütigen und die unverschämten. Auch ehemalige Nachbarn sind häufig bei unseren Bewohnern zu Gast. Da sind über Jahrzehnte hinweg oft tiefe Freundschaften geschlossen worden. Nachbarn sind sozusagen die Berufskollegen der Rentner.

Käthe Meier etwa hat so eine Freundin, mit der sie früher in einem Haus wohnte. Diese Freundin kommt dienstags und freitags um Punkt 14.00 Uhr zu Besuch, ein Stündchen unterhalten sich die Damen, dann geht sie wieder.

An einem Dienstag kam ich gegen 18.00 Uhr mit dem Abendbrot zu Frau Meier rein, die wach auf einem Stuhl am Tisch saß und in einer Zeitschrift blätterte. Aber wer machte bloß diese lauten Schnarchgeräusche? Ah, in der Ecke am Fenster hatte es sich die ehemalige Nachbarin bequem gemacht und war eingeschlafen.

Frau Meier schien die schlafende Gesellschaft nicht zu stören, jedenfalls gab sie mir ein Zeichen, dass ich leise sein sollte.

Die ehemalige Nachbarin schlurfte ein paar Minuten später verschlafen über den Flur und zum Aufzug. Am nächsten Dienstag war sie pünktlich um 14.00 Uhr hellwach wieder da. Ich sag's ja immer wieder: Ältere Menschen brauchen einfach ihre Routine!

Hin und wieder, wenn auf unserer Station ein Zimmer frei ist, bekommen wir auch mal Senioren zur Kurzzeitpflege.

So ein Gast, der nur begrenzte Zeit bei uns lebte, war Marianne Riemenschneider, eine 80-jährige Dame, die nach einem Krankenhausaufenthalt noch nicht gleich wieder in ihre Wohnung zurückkonnte. Da sie sich bei einem Sturz das Fußgelenk und einen Unterarm verletzt hatte und sie allein lebte, brauchte sie noch ein wenig Versorgungshilfe. Doch schon am ersten Tag spürte man den Willen der alten Dame, so bald wie möglich wieder allein zurechtzukommen.

»Ich muss endlich wieder in meinem eigenen Bett schlafen, Sven«, sagte sie am dritten Abend.

Und die Chancen, dass das bald wieder so sein würde, standen gut.

Am nächsten Morgen, um 10.00 Uhr etwa, stand ein junger Mann vor dem Schwesternzimmer und sah sich hilflos um. Seinem unsicheren Blick nach zu urteilen war er ganz gewiss noch nie zuvor in einem Altenheim gewesen.

»Ich möchte mit Frau Riemenschneider reden. Die ist doch hier bei Ihnen?«, fragte er.

»Ja, die lebt hier zurzeit«, antwortete ich und wies ihm den Weg zum richtigen Zimmer.

Um 11.30 Uhr kam ein junges Ehepaar, das zu Frau Riemenschneider wollte.

»Wie geht es ihr denn? Wird sie bald sterben?«, fragte die junge Frau, als ich sie zum Zimmer der alten Dame brachte.

»Na, das glaube ich nicht«, antwortete ich überrascht.

Als ich dann nach dem Mittagessen noch einen Bewohner von Station 1, einen älteren Herrn mit Gehstock, aus dem Zimmer von Frau Riemenschneider kommen sah, wollte ich doch mal wissen, was die alte Dame von dem ganzen Besuch hielt. Der hatte sich heute ja die Klinke in die Hand gegeben.

»Mein Gott, Frau Riemenschneider, so viel Besuch, ist heute ein besonderer Tag?«

»Ach hören Sie auf, Sven, wenn ich die schon alle sehe.«

»Freunde?«

»Nee, die wohnen auch da, wo ich wohne. Der Erste wollte meine Waschmaschine haben und das junge Paar mein Sofa. Die meinen wohl, ich gehe vor die Hunde, aber noch lebe ich ja.«

»Also Sachen gibt's. Und der Herr aus dem Haus? Kennen Sie den auch?«

»Oh Hilfe, das war früher auch ein Nachbar, der hat zum Frühstück schon zwei Flaschen Wodka geleert. Ich war so froh, als der fort war, und jetzt steht der auf einmal wieder vor mir.«

»Ach, Frau Riemenschneider, so kommt wenigstens keine Langeweile auf.«

»Langeweile kenne ich nicht. Ich bin froh, dass die alle weg sind. Ich kann auch gut allein sein.«

Manchmal kommt ein alter Mensch zur Kurzzeitpflege ins Haus und dann wird doch eine Langzeitpflege daraus, weil die Gesundheit, die Selbständigkeit sich doch nicht so entwickeln, wie es sich die Ärzte gedacht haben.

Das ist schlimm, aber mindestens genauso schlimm ist es, dass die meisten Angehörigen nicht den Mumm haben, ihren alten Eltern auch zu sagen, was Sache ist.

Dann werden meine Kolleginnen und ich ständig gefragt, wann es denn wieder nach Hause geht, obwohl längst feststeht, dass die alte Dame oder der alte Herr im Heim bleibt.

Auch bei Neuankömmlingen passiert es immer wieder, dass sie wie zu einer Spazierfahrt ins Auto geladen wurden und erst im Heim erfahren, dass dies die Fahrt in ihr neues Zuhause war. Wie soll sich der alte Mensch denn da im Guten eingewöhnen können? Abgeschoben, verraten und alleingelassen fühlen sich die Alten dann.

Zu empfehlen ist es, am besten sogar mit dem zukünftigen Bewohner, wenn er noch dazu in der Lage ist, einen Termin für eine Besichtigung zu machen. In eine neue Wohnung zieht man selbst doch auch nicht, ohne sich das Haus und den Schnitt der Wohnung vorher angeschaut zu haben.

Und wenn die Mutter oder der Vater dann bei uns eingezogen ist, dann verdrücken sich manche Kinder regelrecht. Für die Eltern wird ja gesorgt. Aber plötzlich vor Weihnachten ist dann die Bude voll, dann lässt sich das schlechte Gewissen anscheinend nicht länger verdrängen.

Aber manche treibt nicht einmal das schlechte Gewissen zu den Verwandten im Pflegeheim.

»Ist meine Mutter da?«, fragte einmal der Sohn der mittlerweile verstorbenen Rosa Hielscher einen Tag vor Weihnachten am Stationstelefon.

Ich wusste, dass meine Kollegin Rosa gerade beim Toilettengang half, sagte das dem Sohn und fragte, ob er zehn Minuten später noch mal anrufen wolle.

»Ja … mmh … ach«, druckste er einen Moment lang herum. Dann hatte er sich wieder gefangen und sagte: »Ich rufe dann nächstes Jahr zu Weihnachten wieder an.«

Natürlich wissen wir vom Pflegepersonal nicht, wie sich die Kinder mit ihren Eltern verstanden haben, was in der Familie vielleicht vorgefallen ist, weswegen man den Kontakt meidet. Oder ist es doch mehr die Scheu vor der Institution Altenheim? Manchmal kommt es mir so vor, als ob wir Serientäter oder Psychopathen beherbergen würden. Nein, das Haus Brunhilde ist ein ganz normales Altenheim, in dem alte Menschen mit und ohne Demenz ihren Lebensabend verbringen.

Ich weiß noch, dass die Nichte einer Bewohnerin, die gut sechs Jahre bei uns gelebt hatte, mich und meine Kollegin nach dem Tod der Tante heftig anranzte:

»In diesen Mistladen kriegen mich keine zehn Pferde mehr rein!«

Das war in meinem ersten Jahr hier im Haus Brunhilde, und die Szene hat sich mir ins Gedächtnis eingebrannt wie kaum eine andere. Ich konnte ihren Vorwurf beim besten Willen nicht verstehen.

Vorletztes Jahr, also dreizehn Jahre später, sah ich genau diese Frau nun selbst in einem Rollstuhl aus dem großen Speisesaal kommen. Ich erkannte sie sofort an ihrem rosigen Gesicht, das wie damals von halblangen weißen Haaren umrahmt war.

»Guten Tag«, grüßte ich und blieb kurz stehen. An den Namen konnte ich mich nicht erinnern.

»Hallo, na, wie sieht's aus?«, fragte die Dame fröhlich.

»Ganz gut, und wie geht es Ihnen bei uns?«, fragte ich.

»Ich bin ja neu hier, und ich muss sagen, ich bin sehr zufrieden. Lauter nette Menschen, und das Haus ist auch sehr schön.«

»Na ja, da hat sich wohl einiges geändert hier.«

»Wie meinen Sie das?«, fragte sie.

»Sie haben doch früher oft Ihre Tante hier besucht.«

»Oh, dann haben Sie zu der Zeit schon hier gearbeitet?«

»Aber sicher. Wo sind denn Ihre zehn Pferde?«

»Pferde?«, antwortet sie irritiert.

»Na, Sie sagten damals, dass keine zehn Pferde Sie mehr hier ins Haus Brunhilde bringen würden!«

»Jaja, früher, junger Mann. Auch ich bin älter geworden mit den Jahren. Jetzt passe ich hier wohl doch ganz gut rein …«

13. Nichts ist so, wie es erscheint

»Ja, Sven, Sie sind ein guter Stecher!«

Anfang Januar hatten wir die erste Übergabe mit Michael, einer neuen examinierten Aushilfe. Endlich mal wieder ein männlicher Kollege!

Auf einmal kam Frau Schlesig aufgeregt ins Schwesternzimmer gelaufen.

»Sven, schicken Sie das Mädchen da hinten doch nach Hause!«, sagte sie.

»Welches Mädchen, Frau Schlesig?«

»Das mit der Wunde am Kopf, so kann doch keiner arbeiten!« Sie deutete hinter sich.

Ich warf schnell einen Blick den Gang hinunter. Musste ich einen Notarzt rufen? Auch Michael und Steffi waren aufgesprungen.

Aber nein, ich winkte zur Entwarnung ab. Es war bloß Büsra zu sehen, die einen Geschirrwagen zur Küche schob.

»Das ist ein Kopftuch, Frau Schlesig. Das Mädchen ist eine Muslimin. Die tragen so was auch bei der Arbeit.«

»Ach, das muss man nicht behandeln? Na, dann …« Sie schlenderte weiter zum Gemeinschaftsraum.

Etwas später, beim Kaffeeverteilen, fragte mich Georg Weber: »Wie geht es dem Michael?«

»Bis eben ganz gut. Hast ihn doch sicher selbst gesehen?«, antwortete ich. Und staunte, gleich am ersten Tag hatte der neue Kollege einen Fan.

»Mmmmhh … nee«, sagte Georg. »Gesehen nicht, aber man hört ja einiges. Dachte, du hättest noch ein paar Informationen.«

Hä? Informationen über neue Kollegen? Legen die Bewohner heimlich Steckbriefe für uns an?

»Sein Bruder war wohl heute da«, erzählte Georg jetzt.

»Der Bruder vom Michael? Hat der denn überhaupt einen Bruder?«, fragte ich verwundert und stellte Georg Kaffee und Kuchen hin. Verwundert war ich auch über Georgs Neugierde. So kannte ich ihn gar nicht.

»Mensch Sven, natürlich hat er das. Der verdient doch auch so viel Geld. Michael hat aber mehr auf dem Konto.«

Bitte? Will der mich veräppeln? Oder ist das ein erster Verwirrtheitsschub?

»Tja, dann haben die beiden Brüder wohl alles richtig gemacht«, ging ich trotzdem erst mal weiter auf sein Reden ein.

»Jau, Rennfahrer halt, die machen auch viel Geld mit Werbung«, sagte er noch und schlürfte an seinem Kaffee.

Moment mal … Michael – Brüder – viel Geld – Rennfahrer, jetzt fiel endlich der Groschen bei mir.

»Mann! Du redest von den Schumi-Brüdern, ich dachte, du meinst den Michael aus der Frühschicht.«

»Wieso? Liegt der auch im Koma?«

»Nein, Georg, der war ja eben noch hier, hat vor zehn Minuten Feierabend gemacht«, antwortete ich.

»Der liegt wohl eher im Wachkoma, so langsam wie der das Essen verteilt hat«, sagte Georg und grinste.

»Na warte, keine Kollegenbeleidigung bitte! Und der ist ja auch noch neu. Aber den ganzen Tag n-tv schauen, das hört sich auch nicht gerade nach einem bewegten Leben an, Georg!« Mit diesen Worten schob ich den Kaffeewagen schwungvoll weiter. Bin mir meiner Vorbildfunktion schließlich bewusst.

Den Rest des Tages rief mir Georg im 15-Minuten-Takt zu: »Nichts Neues, Sven.« – »Immer noch Koma!« – »Hat sich nichts getan.« – »Corinna war da.«

Im nächsten Leben wird er wohl BILD-Reporter ...

Wem sein Berufsleben zu eintönig ist, wer einen immer gleichen Trott und das Vorhersehbare nicht mag, der liegt mit einem Job in einem Altenheim genau richtig.

»Sven, da liegen verfaulte Äpfel in meiner Bude!«, beschwerte sich Bernd Bruder einmal.

Ich saß im Büro über den Bewohnerakten.

»Dann wirf die Dinger doch in den Mülleimer«, sagte ich und wollte schon die nächste Akte aufschlagen.

»Nee, die sind so faul, da hole ich mir doch Krankheiten an den Hals!«

»Quatsch, Bernd«, sagte ich.

»Doch. Komm mal mit und schau dir die Teile an.«

Also ging ich mit ihm in sein Zimmer und musste mir das Lachen verkneifen.

»Mann, Bernd. Das sind Kiwis. Die sind nicht faul, die sehen immer so aus.«

»Kiwis?!?«

»Ja. Kiwis haben grünes Fruchtfleisch, die Schale isst man nicht mit. Soll ich dir mal eine aufschneiden?«

Der unbekannte Exot hat Bernd dann so gut geschmeckt, dass er das zweite Exemplar auch gleich noch geschält haben wollte.

Weniger schmackhaft muss der Hallo-Wach-Saft in strahlendem Facebook-Blau gewesen sein, den sich Luzie Baumeister eines Morgens gemixt hatte. Mehrere Reinigungstabletten für Zahnprothesen hatte sie dafür in Wasser aufgelöst. Im Magen blieb der Trunk wenig überraschend aber nur für kurze Zeit, Luzie war postwendend speiübel geworden und musste sich übergeben.

Aber in Luzie steckt wohl auch eher eine Daniela Düsentrieb als eine Sterneköchin. Die gekühlten Melonen als Abendbeilage letzten Sommer wusste sie jedenfalls für Besseres zu nutzen: Sie hatte sich kurzerhand oben herum ausgezogen und komplett mit den weichen Fruchtstücken einbalsamiert.

»Kühlt hervorragend, musst du auch mal machen«, sagte sie mit verschmitztem Lächeln.

Also wenn es so eine Melonenganzkörpermaske zur Erfrischung der Haut im Sommer noch nicht gibt, sollte man sie glatt als Patent anmelden.

Ich mag meinen Beruf gerade auch wegen solcher Erlebnisse. Okay, die meisten Kolleginnen sehen nur die Mehrarbeit, die sich durch aus der Reihe fallende Aktionen ergeben:

»Herrje, jetzt muss Luzie gewaschen und frisch angezogen werden.«

Andere, denen man davon erzählt, fühlen sich bedrückt:

»Ist ja schrecklich, dass man im Alter so völlig Anstand und Sitte verliert.«

Zum Glück sehen es auch einige wie ich. Luzie ging es gut, sie fand die Erfrischung toll, und die Aktion hat doch niemandem wirklich geschadet – mir hat sie den Tag damit sogar aufgepeppt.

Meine Kolleginnen und ich kennen natürlich unsere Pappenheimer und ihre Eigenheiten, so dass wir so manches drohende Malheurchen von vornherein zu verhindern wissen. Neue Kollegen, beziehungsweise unerfahrene Aushilfen und Praktikanten, haben es da schon schwerer.

Die Realschülerin Irina brachte in ihrer ersten Woche Elisabeth Teuber am Nachmittag in den Gemeinschaftsraum, in dem ich Max Wilke gerade an einen Tisch half. Aus dem Augenwinkel sah ich, wie Irina Elisabeth ein Glas Wasser hinstellte und dann eine Zeitschrift anreichen wollte – eigentlich vorbildliches Verhalten. Nicht aber, wenn auf der Zeitschrift ein Blumenstrauß abgebildet ist. Ich konnte die Gefahr schon im Voraus riechen.

»Oh«, sagte ich deshalb. »Ich würde ihr die Zeitschrift nicht geben.«

»Ach, warum, da kann sie doch ein wenig drin lesen«, erwiderte Irina, und schon lag das bunte Papier vor Elisabeth.

Diese griff prompt nach dem Wasserglas und goss den Inhalt über den papiernen Blumenstrauß.

»Oh, Frau Teuber, jetzt ist ja alles nass!«, rief Irina überrascht.

Manche Erfahrungen muss man die Praktikanten selbst machen lassen. Und nach diesem Erlebnis war Irina umsichtiger, vor allem hörte sie jetzt auch auf meine Hinweise.

So mag ich das!

Wer in die Altenpflege geht, muss sich flexibel auf die Aufgaben, die sich mitunter ergeben und die in keinem Lehrbuch vorkommen, einstellen können.

Deshalb sind Allrounder sehr gefragt bei den Bewohnern, denn nur sie haben wirklich gute Chancen, sich auch in abwegigen Situationen noch den Durchblick zu verschaffen. So ein Allrounder bin ich. Eigentlich.

Frau Meier in Zimmer 7 klingelte einmal um halb sechs am Abend, wir hatten gerade mit dem Verteilen des Abendbrotes angefangen.

»Sven, können Sie mir helfen? Hier geht alles den Bach runter, ich habe auf der 2 die 5«, sagte die rüstige alte Dame.

»Wie die 5 auf der 2?«, fragte ich perplex.

»Der Fernseher, Sven. Der hat sich von ganz allein verstellt. Ich war das aber nicht! Ich schaue doch nach dem Abendbrot gerne die Krimis auf der 2, aber jetzt ist da die 5!« Frau Meier stöhnte entnervt.

Ahh, ums Fernsehprogramm geht's. Okay, vielleicht ist der Senderdurchlauf angesprungen oder so etwas in der Art, ich schaue mal nach.

Ich ging zum Fernseher und beugte mich runter, nah ans Bild. Zwei Kochteams waren zu sehen.

»Auf der 2 war doch bestimmt das ZDF, oder?«, fragte ich mit kriminalistischer Neugierde.

»Ja.«

»Und jetzt ist da welcher Sender?«

»5!«, sagte Frau Meier.

»Hmmm … kapiere ich auch nicht«, musste ich zugeben. »Reichen Sie mir mal die Fernsehzeitung rüber, Frau Meier!«

Aha. Im ZDF läuft eine Kochshow, das passt doch. Also ist auf der 2 das ZDF.

Das erklärte ich auch Frau Meier.

»Aber da steht doch 5!«

Frau Meier war aufgestanden und hatte sich nun ebenfalls

zum Fernseher vorgebeugt. Sie deutete auf eine oben in einer Ecke eingeblendete 5.

Ich kniff die Augen etwas zusammen, um besser sehen zu können.

»Da – da steht eine 50, Frau Meier. Die 0 sieht man kaum.«

»50? Was soll das sein?«

Ja, was soll das sein?

Zum Glück fiel mein Blick in diesem Moment noch einmal auf die Fernsehzeitung. Dort war ebenfalls eine güldene 50 zu sehen.

»Ja klar, das ZDF feiert dieses Jahr doch sein fünfzigstes Jubiläum, darum haben die sicher das Logo ausgetauscht. Deshalb haben die die 5 eingeblendet.«

Frau Meier sah mich mit großen Augen an – und schien zu denken, ich hätte sie nicht mehr alle.

»Und was ist mit meinem Krimi?«, fragte sie gleichbleibend skeptisch.

»Na, der müsste wie immer um kurz nach sechs anfangen, steht ja auch so in der Fernsehzeitschrift.«

Als ich Frau Meier das Abendbrot brachte, schaute sie nur kurz auf:

»Sven, der Krimi läuft! Sie hatten recht. Danke!«

Wir Altenpfleger und Altenpflegerinnen sind nicht, wie oftmals fälschlich angenommen, für die Beschäftigung der alten Leute zuständig – leider fehlt uns dafür die Zeit. Das machen extra dafür angestellte Therapeuten. Diese bieten zum Beispiel Gymnastik- und Bewegungskurse, Sing- und Gesprächskreise, Handarbeiten, Basteln und spielerisches Gedächtnistraining an.

Montags etwa trifft sich eine Gruppe im Gemeinschafts-raum, die sich im Denksport übt. Die Leitung hat Christine, eine der Beschäftigungstherapeutinnen.

»Heute kombinieren wir mal Wörter«, erklärte sie an einem Montag, als ich mit Vasili, einem neuen Praktikanten, vorbeikam und wir für einen Moment im Türrahmen ver-weilten.

»Und das machen wir so: Bei klarem Wetter sieht man draußen den HIMMEL! – HIMMEL! – Und wie ist der Him-mel bei klarem Wetter? BLAU! – BLAU! – Welches Wort ergibt sich, wenn wir HIMMEL und BLAU zusammenset-zen? Richtig: HIMMEL-BLAU! – HIMMELBLAU!«

»Ah« – »So!« – »Schau an!«, lauteten die Kommentare der dementen Bewohnerinnen und Bewohner.

»Jetzt setzen wir ein neues Wort aus einer FARBE und ei-nem TIERNAMEN zusammen. Also eine FARBE und ein TIER! Welches SEHR GROSSE TIER lebt im WASSER? Eine FARBE und ein TIER ergeben das richtige Wort.« Christine schaut in die Runde und nickt allen aufmunternd zu.

»Fisch?«, sagte Elisabeth Teuber, nachdem sie brav aufge-zeigt hatte.

»Sehr gut, aber wir suchen ein anderes Tier im Wasser«, sagte Christine. »Also welches SEHR GROSSE TIER lebt im Wasser? Eine FARBE und ein TIER ergeben das richtige Wort.«

Zum Glück war Max Wilke mit von der Partie und ver-suchte das Rätsel auf seine Denkweise zu lösen.

»Ja, also, na, so etwa wie du.« Er zeigt auf Christine.

»Meinen Sie meine weiße Kleidung? WEISS?«, fragte Christine freundlich.

»Ja, meinetwegen weiß und dann groß, so KA-BUMM!«

»Überlegen Sie mal, was das sein könnte?« Christine lächelte Max motivierend an.

»Na, so was wie Sie, eine SEEKUH!«

Wie schnell Blut in einen Kopf schießen kann, konnte man bei Christine plötzlich sehr schön mitverfolgen. Tatsächlich hat sie eine eher stattliche Figur. Ich stieß Vasili schnell vorwärts, damit uns keiner lachen hörte.

Ach, Sie fragen sich jetzt, welches Wort richtig gewesen wäre?

BLAU und WAL, der BLAUWAL! – Richtig! Bravo!

Christine, eine Frau von Mitte fünfzig mit roten Locken, mag ich im Grunde gern, und ihre Gedächtniskurse sind wirklich immer unterhaltsam – wenn auch meist unfreiwillig. Als ich ein anderes Mal gerade Pause machen wollte, hörte ich sie wieder tagen. Diesmal mit den geistig fitten Bewohnerinnen.

»Wer kennt einen Vornamen mit M?«, fragte sie laut.

»Maria!«, hörte man auch die Antwort bis draußen in den Gang.

»Ein Nahrungsmittel mit *B?*«

»Brot!«

Ist ja langweilig, dachte ich und suchte mir in der hinteren Reihe einen Platz.

»Wer von Ihnen kennt ein Tier mit dem Anfangsbuchstaben *T?*«, fragte Christine die Senioren gerade.

»Hier, ich! Ein Telefant!«, rief ich.

»Ach, Mensch, Sven, hör auf! Telefant. Blödsinn!«, schimpfte Frau Haberkorn.

»Wieso? Das ist ein Elefant mit Telefon«, beschrieb ich das der Gruppe anscheinend unbekannte Tier.

Nach kurzem Schmunzeln und Grummeln ging es weiter.

»Nennen Sie mir doch mal einen männlichen Vornamen mit dem Buchstaben *W*«, bat Christine und sah mich bewusst nicht an.

»Weiner!«, antwortete ich noch vor den Damen.

»Mensch, Weiner, was soll das sein, Sven? Das ist doch kein Name!«, ereiferte sich Rita Paulsen.

»Doch, doch, ein Reiner, der Wein trinkt. Den nennt man Weiner«, erklärte ich.

»Gott, bring uns nicht so durcheinander«, ranzte Rita mich an.

»Ach, der Sven kennt sich ja gar nicht richtig aus, machen wir also weiter!«, sagte Christine unbeirrt. Was so viel heißen sollte wie: »Nun verzieh dich aber!«

Nö! Eine Frage will ich noch hören.

»So, wer kann mir denn einen Fluss mit *F* nennen?«, fragte sie jetzt.

»Hier, ich noch mal: Freibad!«, rief ich.

»Freibad, Manno, das ist doch kein Fluss!«, rief Frau Haberkorn.

»Sven, hör mit dem Sch… auf«, sagte Rita.

»Haha, ich fand den gut«, freute sich Bertha Lüders, »ist doch mal was anderes als immer dieses Rumgerate!«

»Die können ja bloß schlecht verlieren, Bertha«, sagte ich und zwinkerte meiner einzigen Verbündeten zu. Und dann verzog ich mich doch noch schnell auf den Balkon, um den Rest meiner Pause rauchend zu verbringen.

Christine hat mir meine Mitspielfreude zum Glück noch nie krumm genommen. Wäre ja auch noch schöner, ich wette, die Bewohner waren nach meiner Einlage alle so hellwach, dass das Weiterraten wie am Schnürchen lief.

Meist ist es aber gar nicht nötig, dass *ich* für Überraschungsmomente sorge, das schaffen die Bewohner auch von ganz allein. Nur das Miteinander muss man manchmal anstoßen.

Beim Frühstück im Gemeinschaftsraum ergab sich einmal folgende Unterhaltung an einem zuerst ins Schweigen versunkenen Vierertisch. Ich fragte die vor sich hin träumende Agnes Konstanze Hummel:

»Wollen Sie das Frühstück nicht mal probieren?«

»Ja, meinen Sie, das schmeckt?«, fragte sie zurück.

»Na klar«, sagte ich.

Sie biss in ihr Wurstbrötchen, kaute ordentlich und schluckte schließlich. Dann sah sie mich an und sagte:

»Ja, schmeckt wunderbar.«

»Na sehen Sie, sage ich doch.«

»Ja, ein guter Rat war das von Ihnen, Sven … kommt Zeit, kommt Rat. Manchmal wartet man aber auch zu lange auf einen Rat, oder er kommt zu spät, oder es ist der falsche Rat, oder das Rad der Zeit ist …«

»Ach, nu red nicht so viel«, wurde sie von ihrer Sitznachbarin Josefine Möckel unterbrochen.

»Ja, kommt Zeit, kommt Rat. Das hat, glaube ich, Goethe gesagt«, nahm Agnes Konstanze Hummel ihren Faden wieder auf.

»Was ist das für einer? Groß oder klein?«, fragte jetzt Hedwig Gerlach von gegenüber.

»Was? Der Rat?«, fragte Agnes Konstanze Hummel zurück.

»Nein, was für ein Köter?«

Vermutlich ließ die Batterie von Hedwig Gerlachs Hörgerät nach.

»GOETHE, nicht Köter«, sagte Frau Hummel mit Nachdruck.

»Komischer Name für einen Hund«, meldete sich jetzt auch Luzie Baumeister zu Wort, die Vierte am Tisch.

»Und wann bekommste das neue Rad?«, fragte Josefine Möckel.

»Wie? Biste heute mit dem Rad gekommen, Agnes?«, fragte Hedwig Gerlach.

»Na, habt ihr hier noch den Durchblick mit euren Rädern und dem Rat?« Ich sah fragend in die Runde.

»Ach, das ist aber lieb, du willst mir ein Rad schenken?« Luzie Baumeister strahlte mich an.

»Ja, und einen Hund.«

»Ach, Gottchen!«, rief Luzie Baumeister und schüttelte sich fast vor Lachen.

»Wo – wo ist denn jetzt dieser Hund?« Hedwig Gerlach schaute sich suchend um.

»Und warum hat der keinen Namen?« Josefine Möckel schob den leeren Teller von sich fort.

»GOETHE. Der heißt GOETHE«, sagte Agnes Konstanze Hummel und hielt mir zum Nachschenken die leere Kaffeetasse hin.

Als alle vier mit dem Frühstück fertig waren, wollte ich abräumen. Nur Hedwig Gerlach hatte noch zur Hälfte Kaffee in ihrer Tasse. Deshalb fragte ich:

»Möchten Sie den Kaffee nicht mehr, Frau Gerlach?«

»Bitte?«, fragte sie nach.

»Der Kaffee, möchten Sie den nicht austrinken?«

»Oh Gott, Junge, machen Sie das nicht, dann bin ich ganz traurig!«

»Was meinen Sie?«

»Sie können sich doch nicht aufhängen, Sie haben doch noch das ganze Leben vor sich!«

Ich versprach, nichts dergleichen zu tun, und die philosophische Tischrunde löste sich auf.

Als ich Hedwig Gerlach später eine Insulinspritze verabreichte, bedankte sie sich, weil es gar nicht weh getan habe.

»Sehen Sie, da war ein Profi am Werk!«, sagte ich.

»Ja, Sven, Sie sind ein guter Stecher!«

Genau so sieht das aus!

Hüstel.

14. Auf Leben und Tod

**»... könnt ihr Mutti auf Eis legen,
bis wir aus dem Urlaub zurück sind?«**

Das Altenheim – Endstation im Leben? In den meisten Fällen ist das wohl so. Aber niemand weiß, wie lange ein alter Mensch nach seinem Umzug in ein Pflegeheim noch lebt.

Ins Haus Brunhilde kamen schon Senioren mit deutlichen Altersanzeichen, Krankheitssymptomen und einer nur noch geringen Lebenserwartung, die sich dann doch wieder erholt und noch einige Jahre auf unserer Station ihr Zuhause gefunden haben. Andere wurden nach einem Sturz zu uns gebracht. Die Verletzungen waren bald verheilt, aber der Lebensmut war verloren.

»Schieb mich bloß nicht in ein Altenheim ab, das ist wie Sterben auf Raten«, hat Lotte Küster zu ihrer Tochter gesagt, wie diese mir mal erzählte.

Inzwischen lebt die 82-Jährige seit vier Jahren im Haus Brunhilde, ist noch weitgehend selbständig und geht sogar noch regelmäßig mit der Tochter auswärts essen. Das sieht mir gar nicht nach Sterben auf Raten aus. Dass sie sich in ihrem letzten Lebensabschnitt befinden, darüber sind sich Lotte Küster und auch die anderen Bewohner natürlich schon bewusst.

Als ich mal nach einer langwierigen Kehlkopfentzündung mit Krankschreibung wieder zum Dienst angetreten war, winkte mich Lotte Küster erfreut zu sich heran.

»Sven, biste wieder da?«

»Ja, Lotte. Bin wieder da.«

»Biste denn immer noch krank?«, fragte sie besorgt.

»Nee, alles wieder in Ordnung, bin dem Sensenmann gerade so entkommen«, flachste ich.

»Oha, dann biste hier aber falsch«, sagte Lotte ernst.

»Wieso das?«

»Wir stehen alle mit einem Bein im Grab«, kam die Antwort prompt.

»Echt? Dann habt ihr aber nicht tief gegraben, ich sehe euch ja noch«, entrüstete ich mich im Spaß.

»Das geht immer nur ein Stück am Tag, wird immer tiefer, das Loch«, sagte Lotte und zwinkerte mir wissend zu.

Angst vor Gesprächen über das Sterben und den Tod sollten Pflegekräfte nicht haben. Klar, kommt da immer mal wieder die Rede darauf. Und klar sind die alten Leute dann auch deprimiert. Doch nicht jeder Pfleger, nicht jede Pflegerin kann sich in gleicher Weise darauf einlassen, wir sind ja auch nur Menschen. Wie ich persönlich damit umgehe, das mögen meine Kolleginnen nicht alle, die haben es meist lieber gefühlvoll und wortreich. Aber ich bin mit meiner Art bisher gut gefahren, zumindest signalisieren mir das die Bewohnerinnen und Bewohner. Und ich kann mich schließlich auch zurückhalten, wenn Aufmunterung nicht angesagt ist.

»Ach Sven, ich werd' hoffentlich auch bald abkommen«, sagte Josefine Möckel, begleitet von einem großen Seufzer, als ich ihr an einem Morgen half, sich im Bett aufzurichten.

Seltsam, sonst ist sie eher angriffslustig.

»Abkommen? Was meinst du, Josefine?«

»Na, von der Welt.«

»Ach, sterben. Nee, das lass mal sein.«

»Wieso? Hab doch alles erlebt.« Sie rutschte zurück in Liegeposition.

»Ja, aber bei den Temperaturen draußen, da will doch keiner ein zwei Meter tiefes Loch graben.«

»Der Kopf kann ja rausgucken«, sagte sie und schloss die Augen. Ihr schien heute wirklich alles egal zu sein.

»Dass ich dann dein Gesicht immer sehen muss, wenn ich über den Friedhof laufe? Nein danke, das möchte ich nicht.«

»Dann leg mich an den Straßenrand«, sagte sie, die Augen noch immer geschlossen.

»Ich bin doch kein Umweltsünder. Wenn das einer vom Ordnungsamt sieht?«

Da guckte sie mich belustigt an.

»Sven, zum Glück sind wir gerade allein, wenn das einer mitkriegt, was wir hier reden …«

Wem es gesundheitlich nicht gutgeht und wer auf ständige Hilfe angewiesen ist, äußert sicher viel eher den Wunsch, sterben zu wollen. Doch wie im Fall von Josefine kann man der Niedergeschlagenheit manchmal auch etwas entgegensetzen. Einen Versuch ist es immer wert, finde ich.

Als Rosa Hielscher, bis an ihr Lebensende eine zurückhaltende feine alte Dame, vor ein paar Jahren im Sterben lag, schaute sie mich eines Abends mit Furcht in den Augen an. Sie war wenige Monate zuvor an Magenkrebs erkrankt, und der Krebs hatte schnell gestreut. Von einem Krankenhausaufenthalt war abgesehen worden, ihr Tod stand nun kurz bevor.

*Werde ich große Schmerzen haben? Werde ich allein sein, wenn
es zu Ende geht?*

Dies schien sie mich zu fragen, während sie stumm dalag
und mich anblickte.

»Sie bekommen etwas gegen die Schmerzen, Frau Hielscher«, versicherte ich ihr, »und Schwester Martina bleibt
bei Ihnen.« Dann drückte ich leicht ihre kraftlose Hand.

Martina und ich hatten gemeinsam Spätschicht gehabt,
die jetzt zu Ende ging. Aber Martina wollte noch bei Frau
Hielscher bleiben, so machen wir das, wenn keine Angehörigen da sind … Und weil die Nachtschwester die Station
allein zu betreuen hat, könnte sie nicht die ganze Zeit bei
einem sterbenden Bewohner sitzen, sondern höchstens häufiger bei ihm vorbeischauen.

Am nächsten Tag erfuhr ich, dass Rosa Hielscher gegen
23.00 Uhr verstorben war, sie lag jetzt aufgebahrt im An-
dachtsraum. Ein Großneffe aus Süddeutschland war informiert worden und wollte noch heute von ihr Abschied nehmen, bevor das Bestattungsunternehmen ihren Leichnam
am nächsten Tag abholen würde. Er hatte seine alte Groß-
tante zuvor höchstens mal zu Weihnachten angerufen.

Bei der Übergabe erzählte meine Kollegin uns dann, dass
Rosa Hielscher im Schlaf verstorben sei.

»Da war ich richtig erleichtert«, sagte Martina. »Kurz
nach 22.00 Uhr hat sie sich plötzlich aufgebäumt. Den ganzen Abend hatte sie nichts gesprochen, aber auf einmal hat
sie laut ›Angst!‹ gerufen. Ich hab mich total erschrocken.
Danach ist sie wieder eingeschlafen. War dann ja doch noch
ein gnädiger Tod.«

Ich würde mal behaupten, dass neunzig Prozent der bei uns verstorbenen Bewohner in der Nacht das Zeitliche gesegnet haben. Und die meisten sterben tatsächlich allein, aber nicht, weil sich die Angehörigen alle nicht kümmern oder das Pflegepersonal keine Zeit hat – im Gegenteil, ich habe den Eindruck, dass viele das Leben erst gänzlich loslassen können, wenn sie für sich sind.

Einmal hatten wir einen Bewohner, der nur einen guten Monat im Haus Brunhilde verbracht hatte, als er im Sterben lag. Seine drei Töchter wollten ihn auf keinen Fall allein sterben lassen und schliefen sogar mit in seinem Zimmer. Es war ein Doppelzimmer, den anderen Bewohner hatten wir vorübergehend umquartiert, wie das in solchen Fällen üblich ist. Erst in der fünften Nacht, als ganz kurz mal keine der drei Töchter und auch die Nachtschwester nicht im Zimmer waren, konnte der alte Mann endlich aus der Welt gehen.

Auf Station 3, auf der auch meine Freundin Alexandra arbeitet, gab es erst vor einigen Wochen einen überraschenden Todesfall zu beklagen, den einer Bewohnerin, die für ihr Alter von 85 Jahren recht gesund und munter gewesen war. Sie starb ebenfalls in der Nacht, um 3.00 Uhr morgens, und zwar an Herzversagen.

Als Alexandra am Morgen darauf den Sohn telefonisch erreichte, um ihn über den Tod seiner Mutter zu informieren, hörte sie erst einmal nur ein überraschtes:

»Ach!«

Dann erklärte er seine seltsame Reaktion.

»Ich habe meine Mutter gestern Abend noch besucht, und sie sagte bei der Verabschiedung zu mir: ›Es wäre gar nicht so schlimm, wenn ich diese Nacht meine Augen schließen und dann für immer einschlafen würde!‹ Ich habe diesen Spruch aber nicht so ernst genommen ...«

Einen gnädigen Tod, am besten im Schlaf oder einfach auf der Stelle umzufallen, jedenfalls ohne Schmerzen, den wünschen sich wohl alle.

Die meisten Menschen in Deutschland, 66 Prozent, nach einer repräsentativen Umfrage aus dem Jahr 2012, möchten am liebsten zu Hause sterben. 18 Prozent würden ein Hospiz, also eine Einrichtung zur Betreuung schwerstkranker und sterbender Menschen, vorziehen. Tatsächlich aber sterben 47 Prozent der Deutschen in einem Krankenhaus und 30 Prozent in einer stationären Pflegeeinrichtung.

Ich kapiere ehrlich gesagt nicht, warum sich immer alle aufs Wünschen konzentrieren, statt die gegebenen Verhältnisse so zu gestalten, dass man damit auch gut leben kann.

In einem Altenheim sein Lebensende zu erleben heißt nicht unbedingt, dass man vereinsamt und mutterseelenallein auf den Tod warten muss. Die Angehörigen sind jederzeit willkommen.

Aber genau da hakt es oft schon mal.

Miriam, eine junge Kollegin von Station 3, führte einmal folgendes Telefonat mit einer Angehörigen:

»Ich rufe an, weil es meiner Mutter nicht gutgeht. Was meint ihr denn, wie lange sie noch leben wird?«

»Puh, also Ihrer Mutter geht es wirklich nicht gut, aber so genau kann man das nicht sagen.«

»Mmmh, mmh, mmh. Wissen Sie, Schwester Miriam, mein Mann und ich fliegen morgen nach Ägypten.«

»Haben Sie denn eine Telefonnummer, unter der wir Sie erreichen können, falls doch mal etwas passiert?«

»Joa, kann ich Ihnen geben. Aber wir brechen den Urlaub nicht ab, wenn etwas passiert.«

»Das ist Ihre Entscheidung. Wenn Sie sich nicht verabschieden wollen ...«

»Ach, vielleicht ...«, platzte es aus ihr heraus, »... könnt ihr Mutti auf Eis legen, bis wir aus dem Urlaub zurück sind?«

Miriam hat das dann mit unserem Heimleiter besprochen, aber die alte Dame zog es umsichtigerweise vor, ihrer Tochter nicht den Urlaub zu verderben, und verstarb erst in der Woche nach der Ägyptenreise.

Heutzutage leben viele Kinder gar nicht mehr in der Nähe der Eltern oder des Altenheims, in dem Mutter oder Vater untergebracht sind. Da kommt es öfter schon mal vor, dass die Angehörigen nicht rechtzeitig vor Ort sind, um sich von dem sterbenden Elternteil zu verabschieden.

Einmal kam ein Sohn aus einer größeren Stadt angefahren, seine Mutter, Hilde Hartmann, war aber inzwischen verstorben und lag bereits wie üblich ordentlich gebettet mit auf der Bettdecke gefalteten Händen im leicht abgedunkelten Zimmer, eine Kerze brannte.

Als der Sohn bei seiner Ankunft vom Tod der Mutter erfuhr, stürzte er in das Zimmer, zum Bett der Toten und versuchte sie minutenlang verzweifelt zu reanimieren. Er war nicht zu stoppen, und wir hinderten ihn auch nicht, bis er weinend vom Leichnam abließ. Danach war er noch eine ganze Weile nicht ansprechbar, erst nach einem starken Kaffee kam er langsam wieder zu sich.

Ganz anders verhielt sich eine Tochter, die ihre Mutter zwar nie besucht hatte, nach dem Tod aber zwei Häkeltischdecken und ein Armband beim Nachlass vermisste.

»Die waren handgearbeitet. Und das Armband sicher 1000 Euro wert. Ein ganz seltenes Stück.«

Ein Bodybuilder-Typ stand mal am Abend vor dem Schwesternzimmer und wollte den großen Plasmafernseher der Schwiegermutter, die am Morgen verstorben war, abholen. Der Typ hatte sich allerdings auf der Station geirrt. Wenn das der Schwiegersohn einer unserer Bewohnerinnen gewesen wäre, hätte ich mich sicher nicht so gut beherrschen können, Bodybuilder hin oder her.

Manche Angehörige scheinen es auch gar nicht abwarten zu können, ihre Alten unter die Erde zu bringen.

»Welches Beerdigungsinstitut können Sie uns empfehlen?«, fragte mich die Tochter von Rita Paulsen, als diese vor sechs Jahren mit gerade mal 76 Jahren und relativ gesund bei uns einzog. Das Gespräch war mir zu heikel, ich schickte die Tochter damals zum Heimleiter.

Rita ist zu unser aller Freude bis heute eine der quirligsten Bewohnerinnen im Haus Brunhilde.

Ganz selten kommt es vor, dass wir Ehepaare auf der Station haben, da ist das Thema Tod natürlich immer heikel. Wer stirbt zuerst? Wie ergeht es demjenigen, der den Partner überlebt?

Vor fünf Jahren lebten Gerda und Franz Winkelmann bei uns auf der Station. Franz wohnte im Einzelzimmer, Gerda teilte sich ein Doppelzimmer mit einer anderen Frau. Ein Zimmer für das Ehepaar zusammen war nicht in Frage gekommen, da der ebenfalls betagte Gatte die Demenzerkrankung seiner Frau nicht wahrhaben wollte und fast schon aggressiv mit ihren Aussetzern umging.

Als zu Gerdas Geburtstag eine kleine Feier mit einem Dutzend Leuten im Gemeinschaftsraum auf der ersten Etage stattfinden sollte, sprach ich die alte Dame am Tag zuvor darauf an.

»Gerda, morgen ist also deine große Feier!«

»Meine? Nee, ich hab keine Feier!«

»Klar, morgen kommen ganz viele Gäste und wollen mit dir feiern!«

»Wieso? Ist der Franz gestorben?«, fragte sie. Es klang so gar nicht bestürzt.

Tatsächlich sind die beiden im Jahr darauf kurz hintereinander verstorben, zuerst Gerda, dann Franz.

Ich denke nicht, dass es sich in einem Altenheim grundsätzlich schlechter sterben lässt. Allein in einer Wohnung den Tod zu finden, der vielleicht erst Tage oder Wochen später von Nachbarn oder Kindern bemerkt wird, ist bestimmt nicht würdevoller.

Natürlich können meine Kolleginnen und ich nicht um jeden verstorbenen Menschen so trauern wie um einen nahen Verwandten. Aber Anteil nehmen wir selbstverständlich.

Und oft vermissen wir einen verstorbenen Bewohner auch noch lange. Es sind dann meist Worte, die man nicht vergisst, ein Gespräch, oder eine besondere Situation.

Vor vier Jahren etwa starb Elvira Falter im Alter von 99 Jahren. Sie hatte sage und schreibe 19 Jahre im Haus Brunhilde gelebt. Als ich hier anfing, mischte sie den Laden mit ihren Sprüchen bereits auf. Immer wenn sie mit etwas nicht einverstanden war, wie zum Beispiel dem Musikkreis im Haus, bei dem sie eine Triangel schlagen sollte, rief sie ein langgezogenes »Hier!«, und tippte sich ein paar Mal mit dem Arthrose-Zeigefinger an die Stirn.

Und dann war Ende der Diskussion!

Das machen meine Kolleginnen und ich heute noch nach, vor allem wenn etwas vorfällt, das uns gar nicht in den Kram passt.

Etwa wenn die Arbeitgeber wieder mal ankündigen, sie würden unseren Lohn in den nächsten fünf Jahren um fünf Prozent kürzen. Dann rufen wir unisono ein langgezogenes »Hier!« – und tippen uns mit den Zeigefingern an die Stirn.

Und dann bitte Ende der Diskussion!